素食者的营养学

LUCÍA MARTÍNEZ ARGÜELLES
VEGETARIANOS CON CIENCIA

[西] 露西娅·马汀内斯·阿尔古耶斯◎著

陈心蕙◎译

北京科学技术出版社

First original edition published in Spain by Arcopress Producciones in May 2016.
© Lucía Martínez Argüelles, 2016.
The simplified Chinese translation rights arranged through Rightol Media（本书中文简体版权经由锐拓传媒取得 Email：copyright@ rightol. com）

著作权合同登记号 图字：01-2020-5515 号

图书在版编目（CIP）数据

素食者的营养学/〔西〕露西娅·马汀内斯·阿尔古耶斯著；
陈心蕙译.—北京：北京科学技术出版社，2021. 4（2021. 10 重印）
ISBN 978-7-5714-1179-4

Ⅰ.①素…　Ⅱ.①露…②陈…　Ⅲ.①全素膳食-膳
食营养　Ⅳ.①R155. 1

中国版本图书馆 CIP 数据核字（2020）第 204865 号

策划编辑：宋　晶
责任编辑：白　林
图文制作：赵玉敬
责任印制：张　良
出 版 人：曾庆宇
出版发行：北京科学技术出版社
社　　址：北京西直门南大街 16 号
邮　　编：100035
电话传真：0086-10-66135495（总编室）
　　　　　0086-10-66113227（发行部）
网　　址：www. bkydw. cn
印　　刷：三河市国新印装有限公司
字　　数：109 千
开　　本：720mm×1000mm　1/16
印　　张：10
印　　量：5001～8000
版　　次：2021 年 4 月第 1 版
印　　次：2021 年 10 月第 2 次印刷
ISBN 978-7-5714-1179-4

定　　价：58. 00 元

致　谢

谨以此书献给埃斯特班、凯蒂、兴和保。

感谢奥尔加·阿尤索认真地帮我纠正行文问题，没有她的帮助，这本书将会写得非常糟糕。感谢马克·加沙尼亚斯在 ω-3 脂肪酸问题和无数琐事上给予我的帮助，他自己都没意识到帮了我多么大的忙。感谢弗吉尼亚·加西亚和埃娃·加西亚给了我最初的阅读反馈。感谢埃特尔·桑切斯·加西亚于百忙之中答应为我作序。感谢克里斯蒂娜·米特看到了我的潜力，也感谢伊莎贝尔·布拉斯科与克里斯蒂娜对本书的倾听。

感谢一直给予我巨大帮助的同事们，尽管他们自己可能并没有意识到。

他们是芭芭拉·桑切斯、卡洛斯·马汀、卡洛斯·里奥斯、爱德华·巴拉迪亚、何塞·华、金·洛佩兹、胡安·雷万加、胡里奥·巴苏尔托、路易斯·卡巴尼亚斯、巴勃罗·祖马盖洛、帕洛玛·昆塔娜、鲁本·穆尔西亚、塞席尔·埃斯皮纳尔、弗吉尼亚·格尔麦斯。

感谢所有人。

序　言

首先要祝贺你，你找到了全面彻底地了解素食法的好帮手。

没错，你手捧的这本书就是了解素食法的不二选择。

作者在书中全面系统地讲解了关于素食法的知识。

该书语言简洁凝练，能更好地帮助读者深入理解素食饮食法，作者还会引导你进一步思考，进而击碎诸多关于素食法的谣言，帮你摆脱已有认知的束缚。

在大家关注营养素较多却对食物本身所言甚少的当下，这本书有着相当高的价值。要知道，人们对营养素认识得越深，就越容易将食物简化成营养素之和，是时候换个角度重新谈论饮食营养了。

在当今社会，进食不仅意味着为身体补充营养，身为消费者，我们的进食行为还会对政治、经济、社会、自然环境等产生极为重要的影响。这一点作者在介绍本书背景时有所阐述，她在第一章就声明，本书的内容绝不限于饮食方式本身。如果有读者以为这是一本让你多吃蔬菜的、推广动物保护思想的书，那就大错特错了。相信你读不了几页就会抛开这些偏见。

为何要嘲笑那些寻求改善的人，嘲笑他们努力地搜寻突破的可能，嘲笑他们向目标奋力迈进时的踉跄脚步？是时候破除思维定式了，不要对那些决定吃素的人投以异样的眼光。大家也不会对喂给孩子商业广告所推销的食品的家长指指点点，不是吗？或许在将来的某一天，现在的主流饮食法反而会变得令人匪夷所思。

也是时候遏制借谬论赚钱的行径了，素食法已不幸成为奸商肆意捞钱的工具。这种不道德行为不仅可能会损害素食者的健康，还会给素食主义抹黑。

我们不该再依靠直觉、传统甚至某些守旧分子的言论而行事，是时候将积尘已久的书店拂扫一新，让涌入的新鲜空气带走迂腐过时的思想了。

本书具备让人眼前一亮的魔力，语言非常精妙，延续了作者个人博客的那种轻松自然的行文风格。本书为素食法的所谓营养弊病——"平反"。素食者日常可能面对的偏见，本书也悉数囊括。作者将对其进行详细解读，逐一还原背后的真相。

我认为补充维生素B_{12}的章节写得极棒，可以自成一篇完整翔实的论文。此外，作者提倡在社交场合巧妙地推广健康主张，给他人展示更多餐饮选择；作者还建议语气要强硬到让人稍感不适，以此来刺激他人进行更深入的讨论和思考。

作者向我们证明，素食者迈出的每一步都有价值，他们的每一次进食都具有颠覆谬论的意义。可以说，本书是你思维惯性的一个闸口，帮你自省，教你思考在面对异见时该如何行事。

本序言快接近尾声了。在这里，我还想说的是，将这本书献给思维活跃的读者。如果读到这里，你开始明白了进食的意义不仅在于果腹且你心中仍保留着一丝好奇，那么这本书一定会给你带来愉悦。

身为杂食者，我想说，我已经领悟到了选择当地应季食物的智慧。置身营养学领域，我明白我们的饮食方式需要一点一点地改变。接下来，就由作者向你传授变革之道吧。

营养师、童子军训练官

埃特尔·桑切斯·加西亚

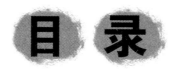

目 录

第 **1** 章

素食者和纯素食者的处境

> 许多渺小的人，在狭小的土地上，
>
> 做着微不足道的事，就能改变全世界。
>
> ——爱德华多·加莱亚诺

据说，吃饭也与政治有关，我深以为然。在西班牙正如是。西班牙是发达国家，生活在西班牙的人们只需伸手就可以从超市的货架上拿到我们想买的食物，或打开家里的冰箱就可以拿到我们想吃的食物，想吃什么拿什么，想吃多少吃多少。我们从未体会过饥饿，从来无须担心明天要拿什么果腹。而问题恰恰在于我们吃得太多了，而非吃得太少。我们花钱购买食物就像在给食物投票，通过日复一日的消费，我们选出了喜欢的食物种类和食品制造方式。在大多数人的购物原则里，都有着这样一条潜在原则：我喜欢这个食物的味道就为它付费；我不喜欢吃的东西就不购买，尽管它对某些人而言很美味。没错，任何因素都不会凌驾于个人的喜好之上。

世界卫生组织（WHO）2010 年发表的一份报告指出，80% 的非传染性疾病都是由我们目前的生活方式导致的。而到目前为止，我们依然没有找到针对这些疾病的有效预防措施。生活方式的核心之一是饮食模式。如今，世界各大研究饮食健康的权威机构纷纷用"不健康"这个词来评价经济发达国家或地区居民的饮食模式，而这种糟糕的饮食状况使得大家的生活质量也随之降低。

在当今社会，人们选择某种食物，既可以是为了追赶潮流、突显个性或是完全随心而定，也可以是基于对现实的反思，是自我准则的体现和深思熟虑的结果。举例来说，某人发布了一张正在星巴克喝咖啡的照片，这代表前者；而部分人决定成为素食主义者，则代表了后者。

难道就没有仅仅为了追赶潮流而成为素食者的人吗？当然有。但即便如此，他们也在不自知地为一项惠及全球的"饮食革命"做贡献——欢迎那些去星巴克的人在点餐时将牛奶换成豆奶。

在普通人的日常生活中，没有一项决定会比"吃什么"和"不吃什么"影响更大。食物是我们最常购买的商品，没有什么消耗品是如此的不可或缺，让人每天都要多次考虑。没有哪个行业比食品行业与老百姓的生活更加息息相关。大众对很多行业都没有太多决定权，这些行业似乎都离大众的生活很远，如金融业、制药业。而食品行业则不一样，它存在于每个人的生活中，面包房、社区超市或工作单位附近的酒吧都属于食品行业的范畴。

你每天都可以决定是购买当地的食品还是购买从 3800 千米以外运来

的食品，而后者会导致二氧化碳排放量的增加，从而阻碍环境的可持续发展。注意，这些话不是我说的。西班牙农业、粮食和环境部与地球卫士非政府组织在 2011 年联合发布的一份报告——《关于西班牙食品运输造成的二氧化碳排放》中就有所记载。

想要成为负责任的公民，就应当尽量选择吃本地或周边地区生产的应季食材，不过这仅仅算是个不错的开始。由于每天都要吃饭，所以我们每个人都拥有无数选择的机会，并能对其他人、其他事物或周围环境施加影响。这样看来，我们应该可以走得更远。

"走得更远"就是成为素食者吗？为什么？

联合国粮食及农业组织（FAO）在 2009 年发表了一份题为《畜牧业的巨大阴影》的报告，震撼了所有人，这里我援引其中一段文字。

"畜牧业生产是造成当今世界迫在眉睫的诸多环境问题的主要诱因，包括全球变暖、土地退化、大气和水资源污染、物种多样性减少等问题。"

对食品产业链进行整体检视后，该报告指出："畜牧业每年排放的温室气体占当年总排放量的 18%，比交通业所占的比例更高。"

没错，全球畜牧业排放的温室气体总量比所有交通工具排放的总和还多。更令人惊讶的还在后面。

联合国粮食及农业组织已经宣布，在全球范围内，畜牧业"贡献"了65%的一氧化二氮（其造成的温室效应是二氧化碳的近300倍）排放量。此外，畜牧业还"贡献"了37%的甲烷（其危害程度高出二氧化碳23倍）排放量和64%的氨气（它是酸雨的主要成因）排放量。

我们人类无时无刻不在消耗肉类，这导致了其需求量不断增长。为了满足对肉类的需求，人类不断地污染地下水，破坏物种多样性。这样做既不明智，也过于自私。地球属于全人类，绝非为贪婪且过度饮食的发达国家居民所独占。另外，地球也不仅仅属于我们这一代人。试问，如果继续这样下去，我们的子孙后代将会生活在一个怎样的地球上？

《美国临床营养学杂志》2014年发布的一项研究表明，适度减少肉类的摄入就能极大减少温室气体的排放。同时证实，人们执行素食饮食法时的温室气体排放量比执行非素食饮食法时减少了29%。

畜肉的生产成本很高。《美国临床营养学杂志》2014年发表了一份报告，介绍了生产不同的蛋白质类食物的环境成本。报告写道，相比获取1千克的牛肉蛋白质，获取1千克的豆类蛋白质需要投入的土地成本仅为前者的1/18，水成本为1/10、燃料成本为1/9、肥料成本为1/12、杀虫剂成本为1/10。注意，这里的1千克指的不是食物总重，而是蛋白质质量。即使与鸡肉蛋白质或鸡蛋蛋白质相比，牛肉蛋白质的生产成本依然不算低。牛肉蛋白质的生产成本是鸡肉蛋白质或鸡蛋蛋白质的6倍。

联合国粮食及农业组织2014年发布的数据显示，当我们大口咀嚼火腿片而不顾地球资源的损耗时，世界上还有8亿人因没有足够的食物吃而被活活饿死。

那鱼肉呢？西班牙政府曾多次发布卫生警报，告诫人们部分高脂鱼肉重金属严重超标，可见部分海洋环境也遭到了人类的破坏。海洋生物的灭绝、拖网捕鱼对海床的破坏等现实问题应该足以提醒你要少吃海鲜。另外，拖网捕鱼还会破坏当地渔业自给自足的经济模式。目前，所有西方发达国家都在别国的海域进行捕捞，从而导致这些国家的传统渔区没有足够的水产。而那些被西方发达国家"抢"来的海产品并没有被全部吃掉，每年都有超过百万吨的死鱼被扔进大海。这种对海洋的过度开采绝非长久之计，而你可以用自己的方式阻止这种行为。

最后我想讨论的是选择成为素食主义者的所有动机中最广为人知的一点：保护动物。得益于众多动物保护行动和动物保护组织（如"善待动物"等国际组织或"动物平等""热爱自然"等西班牙组织）的努力，保护动物权利成为素食主义最为人称道的好处，并得到了媒体的广泛宣传。没有媒体的报道，食品业对所养殖动物的残忍行径就不会被公之于众，那些行为触目惊心，在此我就不进行赘述了。如果仍有读者坚信动物们是在阳光牧场上无忧无虑地食用新鲜牧草，或在田园牧歌般的环境中嚼食玉米粒，那么建议你们去动物保护组织的官网看看，身为有血有肉的人，那里的报道一定会让你不忍直视。

在牧场，动物们的生存空间十分狭小，它们不是挤成一团，就是被单独隔离。为了掩饰动物们因缺乏活动和正常社交而出现的健康问题，人类还会给它们过量用药，导致部分动物的行为十分怪异，甚至发狂。此外，将动物送往屠宰场的运输条件也非常恶劣，动物们不能吃、不能喝，很多在半路上就一命呜呼了。

也许有人会说："但是在我们镇……在传统的畜牧区……情况可能会好一些……"

我们当然可以从当地和周边地区购买食品，但这些食品也并非用传统方法和本地食材制作，它们同样也使用了大公司生产的切片火腿和从大超市购得的金枪鱼罐头。另外，当地动物吃的饲料往往和其他地方的动物吃的一样，都是由单一栽培的大豆和玉米混合制成的，而栽种这些作物的土地本来可以造福那些饱受饥饿折磨的人们。地球上的畜牧区正在逐步减少，大部分牧民已转为游牧民，但是有些国家的畜牧法并不利于游牧的发展，因为食品业需要畜牧业。

我不会支持食品业的这些恶行，你们呢？

或许你们会觉得，也不用过于极端，只需减少肉类摄入，如在外出就餐或宴请宾客的时候才吃肉，并把吃鱼的频次改为一周一次就够了。对此，我也完全赞同，因为这已经是很大的进步了。本书对于会这样思考的人来说也很有助益，而且本书会为他们提供更多的食物选择。（但事实上，这个世界往往会让我们变得极端。我们在日常生活中的很多时候都会趋于极端化。）

我们的所作所为不仅会改变食品业，更会影响身边的人。想象你去参加朋友婚礼时的场景，你会破例吃汉堡，你可能觉得这没什么大不了，因为是外出就餐，而且仅此一次。但正是因为你的"破例"，让你失去了向朋友们展示其他饮食法的绝好机会；如果你不向餐厅提出素食餐的要求，也就没法向众人解释你这么做的原因；当你在圣诞节照例与家人一起大嚼鳕鱼和羊腿时，你也就错失了为家人展示更多餐饮可能的良机。

成为素食者，难道不是为健康着想？

总的来说不完全是这样。目前我们依然不知道人类究竟适合怎样的饮食方式，因此可能不只有唯一一种理想饮食法，毕竟人类已多次在完全不同的饮食环境中生存了下来。

先申明，素食法并不一定比杂食法更健康，选择与我们的生活方式和饮食习惯相符的食物才是健康的。

大多数情况下，选择素食法意味着对社会、环境的承诺以及道德上的自我要求。这不是一项靠选择饮食来比拼健康指数的竞赛，而是一项用食物来改变世界的革命。因此，忘记那些局限于营养学的讨论吧。

我以为素食者可以吃鱼，到底什么是素食者？

在我的素食知识讲座上，我习惯先向听众们抛出下面这个问题：你们中有多少素食者吃鱼？这时往往有不少听众会举手，甚至在听众大部分都是营养师或营养学专业的学生时，情况也是如此。

素食者应该是不吃鱼类和贝类的，就像不吃肉类那样。那么那些专吃鱼类却不吃肉类的人该怎么称呼呢？他们没有特定称谓，我们也不专门替他们取名，他们的饮食方式可以被简单称为"无肉类饮食"，但不算素食。对素食者的误解可归因于部分科普书籍，它们会用到"鱼素食者""半素食者""灵活素食者"等称谓，把所有不吃肉的人都归为素食者，甚至所谓的"素食三明治"中夹着的火腿片，在人们看来大概都不算肉类。

因此，我有必要在深入讨论素食之前，把素食主义的概念厘清。

关于素食主义，国际素食联盟（IVU）给出了以下定义。

"食物来源主要是植物，包含（不包含）乳制品、蛋类和（或）蜂蜜。"

找到一个关于素食主义的准确定义绝非易事，因为公众对素食主义的定义颇有争议。人们惯常把素食法定义为百分之百植物饮食，事实上，有些素食者还同时食用乳制品、蛋类或蜂蜜。目前，大家一般把素食者划归为不吃一切动物来源的食物，即不会直接导致动物死亡的食物的一类人。

那么，素食者到底有几种类型呢？我们大致可以将其分为以下几类，见表1-1。

表1-1　素食者的类型

	素食主义者	奶素食者	蛋素食者	严格素食者	纯素食者
蛋类	吃	不吃	吃	不吃	不吃
乳制品	吃	吃	不吃	不吃	不吃
蜂蜜	不确定	不确定	不确定	不吃	不吃
肉类	不吃	不吃	不吃	不吃	不吃
鱼类和海鲜	不吃	不吃	不吃	不吃	不吃
羊毛、皮革等动物性制品和动物实验用品	不确定	不确定	不确定	不确定	不使用

在上述五类素食者中，只有严格素食者和纯素食者是完全不吃动物性食品的。严格素食者和纯素食者之间的区别在于，对后者来说，素食法不仅仅是饮食方面的选择，更是道德立场和生活方式的选择。纯素食者会尽可能杜绝购买和使用一切与动物有关的消费品。这里说"尽可能"是因为要完全杜绝并非易事。一个绝好的例子是药物，在药物研发过程中一般都会在动物身上做实验，而人总不能一辈子都不吃药。

简单来说，所有的纯素食者都算是严格素食者，而严格素食者则不一定是纯素食者。两者之间的确存在细微差别，但人们通常把所有不吃动物性食品的人统称为纯素食者，我在后文也会沿用此种分类。

从上述分类可以看出，最具有不确定性的动物性食品是蜂蜜。除了纯素食者和严格素食者持明确的拒绝态度，其他素食者对于蜂蜜的取舍主要在于个人的喜好。

什么是生素食者？

生素食者指的是在纯素食者的定义上再附加一项条件的素食者：所吃食物未经 42℃ 以上的温度烹调过，这个温度是食物暴晒在阳光下所能达到的最高温度。事实上，一名生素食者通常并非只摄入生素食食物，只是大部分的食物符合此原则，例如，80% 的食物为生素食。

认为生素食者只吃沙拉的想法是错误的。事实上，他们有着丰富的食物可以食用，他们也会用到浸泡、催芽、发酵等方法来让食物变得更可口。而且他们在吃豆类或谷物时，也会对其进行烹调。可能你要问，生素食法比别的饮食法更好吗？对健康更有益吗？这些问题我们将在后文进行讨论。

素食者是比比皆是，还是寥寥无几？

这个问题较难回答，因为这方面的数据稀少，能找到的数据可信度也不高，我们不得不自行推测和估算。

西班牙食品安全和营养监管机构于 2009—2010 年发起了西班牙全国膳食摄入调查（ENIDE），并于 2011 年公布了调查结果。结果显示，有 1.5% 的调查对象明确承认自己不吃鱼和肉，我们可以将其归为素食者，这表示西班牙的素食者有近 70 万人。

美国人类研究委员会于 2014 年开展的一项调查显示，1.9% 的美国人为素食者或纯素食者，约为 500 万人。

在英国，我们同样能获取相关数据。英国食品标准局在 2009 年委托捷孚凯市场调研公司开展了一项名为"公众食品态度"的调查。结果显示，3% 的调查对象是素食者，也就是说，英国约有 200 万人为素食者。

澳大利亚一家民意调查公司于 2010 年宣布，2% 的调查对象为素食者，也就是说，澳大利亚约有 50 万人为素食者。

除上述几国之外，别国的数据较难获取。不过通过分析以上数据，我们知道，在经济发达的国家或地区，执行素食饮食法的民众不在少数。若真像部分人想的那样，执行素食法有一定的健康风险，那么大家应该早就知道了。

尽管类似的调查很少，具体人数也均为粗略估计，但我们还是可以得知，人们对素食饮食法以及对与素食相关的产品的认识正在逐步增加。尽管西班牙的相关政策与有些国家相比还比较不完善，但超市货架上适合素食者的产品正在逐渐增多。几年前，我们并不是在任何一家社区超市都能找到素食饮品的。而现在，在任何一家超市货架上，我们都能看到素食饮品，而且种类非常丰富。除此之外，如今，我们能在任意一家普通小超市买到豆腐，很多著名乳制品生产商或超市自有品牌都推出了大豆酸奶。而五年之前，这样的事情还只能靠想象，做梦都梦不到。

餐饮界也发生了类似的变化。在西班牙，越来越多的素食餐厅开门迎客，而非素食餐厅也在各自的菜单上贴出了标识，标明哪些菜适合素食者，或纷纷在大门口贴出适合素食者就餐的声明。

我们再把目光转回营养学界。不久以前，营养学专家还常常给素食法贴上"不营养""不健康"的标签而拒不推荐呢。如今，西班牙高校的人体营养学专业也开设了素食营养的相关课程，尽管不是非常完备。很多营养师也在不断补充素食营养知识，并能根据素食者的个人需求给出相应建议。

互联网上，发布素食食谱的个人博客如雨后春笋般层出不穷，各大社交网站上也涌现出越来越多的素食者。我每天都能看到各种各样与素食法相关的广告，如素食烹饪课的广告、素食餐厅的广告。你们呢？

综上，请允许我对素食法的发展持乐观态度，因为形势正在变化。近年来，不断有关于素食法的书籍出版，这还不能说明问题吗？

医务人员是怎么看的？

找我咨询的人中有很大一部分是素食者，我的患者中素食者的比例是我所有同事中最高的。这很正常，因为当素食者要找医务人员咨询时，一般会先考虑这个医务人员的知识储备是否适合素食者。可能有人会觉得这种考虑没有意义，患者需要的医务人员只要具备专业的医疗知识不就够了？难道医务人员还会对素食者区别对待吗？

没错，真的会。

多项因素决定了各种糟糕情况都有可能出现。首先，在针对包括营养师和营养学家在内的医疗卫生专业人员的官方课程中，几乎没有关于素食营养的知识。在医疗卫生领域的众多从业人员中，营养师和营养学家已经算是为数不多的能听懂素食者的诉求并能答疑解惑的医务人员了，尽管他们也没有接受过专门的素食营养知识的培训。糟糕的是，西班牙医疗卫生体系非常缺乏营养师和营养学家。更糟的是，很多人身披白大褂，却认为执行素食法是心血来潮之举，或将素食法作为怪癖而大加嘲讽。

最后这点让我尤为愤慨，因为现实中真正理解素食者的专业人士很少。素食法已日趋普遍，但人们对素食者的认识却还停滞不前。

时至今日，医院还没有为素食患者提供不是用火腿片和煮鱼片搅打而成的流质食物，这就未免太不近人情了。

在本章开头，我们已经讨论过，一个人选择成为素食者的动机是多种多样的。

我们来复习一下上文讨论过的动机：人们选择食物可以是出于伦理动机，如坚持动物保护主义；可以是出于政治动机，如实现环境可持续发展和食物均匀分配；也可以是以上动机的总和。

其实，作为医务工作者，我们无须在意患者选择某种生活方式的动机，这与我们无关。医务工作者们也不必对患者评头论足，只需依据对方的生活状态尽可能地给予恰当的医疗建议即可。

如果你是医务工作者并在面对素食患者时会面露嘲弄或倨傲的笑容，或者会编造戒肉戒鱼会导致营养不良这样的谎言，又或者会对患者的个人选择进行道德审判，那现在请告诉我，为何同样是生活方式和价值观念略有不同，有的患者却比其他人更值得尊重，而素食患者却总是受到嘲讽？

如果你对素食法依旧一知半解，没关系，坦白承认并转变态度，然后及时充电培训吧。当然，你还可以向同行请教，这才是医务工作者应该采取的做法。

永远不要轻视一个试图改变世界的人，如果他做的事在你看来可怜而无用，可能只是因为你尚未更新自己的知识储备。

科学界又怎么看待素食法?

这是个复杂的问题，我决定让美国营养与饮食学会来回答。该机构于 2003 年联合加拿大营养协会发布了一份关于素食法的报告，2009 年又发布了更新版，最新修订版于 2016 年 11 月发布。美国营养与饮食学会在报告中讨论了环境与可持续发展方面的议题，并汇总了最新的科学研究成果。

该报告的 2009 年版已在美国营养与饮食学会（原名美国营养师协会）的授权下被翻译成了西班牙文，大家可以在"西班牙素食联盟"的网站上看到。由于 2016 年的版本尚未被翻译成西班牙文，因此本书中援引的内容均出自 2009 年版。该报告的部分内容如下。

> 合理规划的素食法或纯素食法是健康的，能给人提供丰富的营养，有利于预防和治疗特定疾病。素食法对所有人都适用，包括孕妇、哺乳期女性、婴儿、儿童、青少年、老年人和运动员。相比会摄入较多动物性食品的饮食法，素食法对环境的可持续发展贡献更大，因为素食者消耗的资源更少，对环境的破坏力也更小。

在美国营养与饮食学会发布这份报告之前，大家普遍对素食法抱有很大偏见，如认为素食法会导致人缺铁、缺蛋白质，还会让儿童营养不良……这份声明的发出犹如当头棒喝，提醒了那些对素食法抱有偏见的人。美国营养与饮食学会，感谢你为素食法正名！

不过，不要觉得有了这份报告就可以轻松应对针对素食法的所有问题了。这份报告只是赋予了素食法合法的地位，让医务人员学会尊重素食者。作为迄今为止科学界最重要的报告之一，它给出了普适性的结论，但也仅此而已。多年后的今天，再度回看，你会发现文章中有些观点已经过时，不能作为唯一的素食指南加以应用。因为任何饮食方式都是个人经历、文化背景和生活环境的集中体现，同样是吃饭问题，美国和西班牙的情况就有所不同。对此，我们在下文会有深入讨论。

如果还有人认为素食法是一种边缘化的饮食法，而且目前与素食法相关的理论和研究没有太多，那就大错特错了。上文中，我们只是估算出了部分发达国家素食者的人数，但还没考虑发展中国家尤其是亚洲的发展中国家素食者的人数。直接对比是不合理的，因为双方在历史文化、食品供应和医疗条件方面均有差异。

如果在 PubMed 数据库中输入素食饮食法的英文名称，在 2015 年年底我们大约会得到 3300 条结果。可能你不清楚这个数值是多还是少，那我们换一个已被深入研究过的饮食法——地中海饮食法。如果你把地中海饮食法的英文名称输入 PubMed 数据库，大约会得到 3900 条结果。在所有饮食法中，能够在搜索结果的数量上超过素食饮食法的，应该只有地中海饮食法了。其他的如长寿饮食法就只有不到 120 条搜索结果，而原始饮食法也仅有 150 条搜索结果。这样，你就应该清楚 3300 这个数值意味着什么了。

通过检视这些搜索结果，我们可以了解到有关饮食法的各种各样的研究情况：整体质量或高或低，立论方法或严谨或随意，样本规模或大或小，研究方法或为干预性的或为遵循流行病学研究的，研究结果或有益或无益等。最重要的是我们知道了该从哪里入手，来帮助我们的患者寻找有科学依据的建议。

注意，尽管相关研究还须继续深入进行，但目前的确已经有发表在同行评议期刊上的关于素食法的专业论文了。因此，如果有人说素食法没什么科学依据，那他要么是在胡说八道，要么就是没有去认真了解。

我还想重申，无论是一般的营养学还是针对素食者的营养学，我们所做的研究依然不够。在营养学领域，我们很难进行完整的研究并得到可靠的结果，因为我们需要对人体进行干预性研究，即将研究对象分为采取干预措施的实验组和不采取干预措施的对照组。这类研究必须经过伦理委员会的审核，若干预措施会损害人体健康，伦理委员会肯定不会予以通过的。例如，在验证某种特定的饮食法是否会诱发癌症时，我们肯定不能为了证实猜想就让实验组去执行这种饮食法。

此外，开展干预性研究还存在另一个问题——需要漫长的观察期，因为仅凭几周或数月的实验而得出的研究结果并不可信。为了获得更准确的结果，研究人员通常要对研究对象进行长达数年的观察，但是由于受时间、经费和研究对象的限制，往往无法实现。

因此，在营养学研究领域，我们通常采用流行病学的一类研究方法，即选取特定人群的一项或多项健康参数，加入一项或多项变量进行实验。但是，这种研究方法缺乏连贯性，得出的结果也不具有说服力，而且由于缺乏对照组，导致会影响结果的变量太多，这些变量还很容易失控。不过，在用流行病学的研究方法进行研究时，实验人员往往会选取大量的样本进行分析，这样得出的数据才更有代表性，可能出现的干扰因素也能够被尽力排除。

目前，我们开展的素食法研究主要针对发展中国家（尤其是印度，也有部分研究基于其他亚洲国家和非洲国家），而且我们不能把这些研究结果应用于发达国家，因为两者的经济发展水平是有差异的。例如，一篇发表于 2012 年的被许多反感素食法的人拿来引用的论文提到，实验人员在对一组实验对象（24 人）进行研究后发现，素食法会导致营养不良、蛋白质缺乏等问题。事实上，这份研究是在非洲的乍得共和国开展的，研究对象是住在乡村的素食者，他们日常摄取的食物是与发达国家居民摄取的食物无法相比的，更不要说后者还会摄入营养补剂。这些研究对象患有营养不良症，到底是因为使用了素食法还是因为他们的日常饮食本来就缺乏营养？问题出在素食法还是社会环境？为了进一步证明这种比较的不合理性，我们还可以举例。例如，若是在埃塞俄比亚挑选遭受饥荒最严重的一群杂食性儿童进行研究，很容易就会得出"杂食性饮食会导致儿童营养不良"的结论。但没人会相信这个结果，对吗？因为埃塞俄比亚儿童的情况并不具有普遍性，由于各种各样的原因，他们普遍营养不良。然而，现实情况是，在对素食法进行的研究中，许多荒谬的研究层出不穷，有些甚至出自资深科研人员之手。

目前，素食研究领域还有一个短板，那就是迄今为止，很少有研究涉及西班牙的素食群体。事实上，所有地中海沿岸国家的素食者都无人问津。大部分针对发达国家素食者的研究都在美国、澳大利亚或北欧诸国开展。

因此，在给出适用于西班牙素食者的饮食建议前，我们得先关注文化适应和食物供给的问题。这两个问题一般并不受人重视，但事实上，不同的地区在这两个问题上的差异极大，忽略它们会导致一些毫无个性的、荒谬的饮食建议产生（让人难以采纳），甚至还会产生一些无法本土化的饮食建议。西班牙的气候、环境与美国的迥异，饮食文化、饮食习惯和食物供应状况也都截然不同，因此我们无法直接采用针对美国素食群体的饮食建议。但是由于并不存在为西班牙素食群体量身定做的饮食建议，我们不得不放弃"量体裁衣"，先把针对西班牙周边国家素食者的饮食建议拿来使用，毕竟再也找不出更接近的了。

没有针对西班牙素食者的建议吗？

几乎没有。

在美国，除了上文提到的营养与饮食学会，已公开承认素食饮食法有益健康的还有美国心脏病协会和美国公共卫生署，其还给出了适合当地素食者的具体建议。

此外，加拿大、澳大利亚、德国、英国和葡萄牙的饮食协会也都纷纷针对自己的国民给出了素食饮食建议。其中，葡萄牙是西班牙的邻国，该国的政府对素食群体也给予了关注。

反观西班牙，除极个别情况外，官方发布的健康和饮食指南中都没有提到素食法，提供素食饮食建议的书刊也极为少见。在2013年出版的

《西班牙营养白皮书》中，几乎没有涉及素食者的蛋白质推荐摄入量和素食餐饮的总体需求正在上升等方面的议题。关注营养、预防儿童肥胖的国家级项目，如西班牙卫生部开展的营养、锻炼和预防肥胖计划（NAOS 计划）以及在试点学校推行的学生健康与运动项目（PERSEO 项目）也都完全忽略了素食群体。

不过，在西班牙儿科协会撰写的《儿科营养学手册》中，有一章名为"非杂食性儿童饮食和替代饮食——素食"，这是西班牙健康类出版物中绝无仅有的例外。

西班牙加泰罗尼亚地区的相关机构面向公众发布的《婴幼儿（0~3岁）饮食手册》中不仅有关于普通婴幼儿的饮食建议，还针对哺乳期的素食妈妈给出了饮食建议，并特意说明，如果规划得当，执行素食法没有任何不妥。奇怪的是，这个地区的政府编撰的另一份文件——《在校生健康饮食指南》中则提到，学生菜单中可以没有肉，但不能没有鱼类、乳制品和蛋类，否则可能满足不了儿童和青少年生长期的营养需求。这两份文件的内容明显互相矛盾。后来，到了 2012 年，后者有了修订版，其中的特殊说明部分提到了蛋奶素食法的概念。

在西班牙，除了上述两份文件之外，再也没有别的饮食指南涉及素食群体了。政府既不针对素食者提供饮食建议，也不对素食法表示反对，只是彻头彻尾地忽视素食法，好像世界上并不存在这种饮食法。

许多与素食法有关的非政府组织都提供了针对素食者的饮食指南和饮食金字塔，然而其中的很多内容都颇具争议且缺乏科学依据。总而言之，若要在西班牙搜寻与素食法相关的可靠信息，就犹如在黑暗中前行。

而此种现状又给未经培训的所谓"营养导师"们提供了便利，他们大多依靠当今网络的虚拟世界肆意传播伪科学，但并未受到惩戒，因为他们的大多数读者无法分辨信息的真伪，也没有可靠的信息来源。

不过现在，人们对素食法已经有了更多的了解，出版物、广播和电视等媒体对素食法也有了更多的介绍（虽然许多媒体追求的纯粹是广告效应，但这也算是个进步）。与此同时，食品业也开始有所改变，适合素食者的食品越来越多了，例如很多超市的自有品牌都推出了大豆冰激凌。

医疗卫生行业的从业人员也应尽快拓宽研究范围，更新知识库，以便为素食群体答疑解惑。在儿科门诊接诊时，医生不能再一味地告知父母"小孩必须吃肉，否则会营养不良"，因为这并不完全符合实际，而且对素食群体毫不尊重。那一摞摞堆放在诊所入口处及特殊科室里的营养建议小册子给出的只是针对非素食群体的建议，而素食群体没有得到任何特殊关照。而且西班牙是欧洲大陆上唯一一个公立医院里不配备营养师的国家，因此，西班牙的医务人员会给出陈旧甚至完全错误的饮食建议也就不足为奇了。这样看来，受害的不仅是素食者，还有全体普通民众。

遵循指导，就能轻松成为素食者

相信读到这里，很多人会被素食法这种绿色的饮食方式所吸引，但脑海中也自然会冒出一连串问题：吃素的话，用什么来代替肉排？我会因吃素而缺少蛋白质吗？这些少见的素食食品，我要从哪儿购买？素食对我的孩子有害吗？吃素会影响我受孕吗？如果吃素，那烹饪时我要做一大堆菜吗？菜单要如何设计？只摄入碳水化合物是会发胖还是会营养不良？我的购物清单上应该列出哪些食物？在外就餐时我要注意些什么？外出旅行时我要如何安排饮食？我的三明治中应该放什么食材？我需要补充维生素 B_{12} 吗？我需要补充鱼类中的 ω-3 脂肪酸吗？

只要是开始思考实行素食法的可能性，你的脑海中肯定会冒出以上问题。即便已经迈出实行素食法的第一步，你可能仍有些悬而未决的疑问。我希望你读完本书后会感觉神清气爽，一切疑问都能得到有理有据的解答。我也希望你能享受阅读本书的过程。

在此之前，我想让你知道的是：即使你只是想实践"周一戒肉"这样的饮食法，你仍然已经胜过绝大多数人了；如果你决定吃产自自家周围牧场的生态牛肉和产自当地的鱼类，你也胜过绝大多数人了；如果你决定从早餐和下午茶中剔除肉类，你也同样胜过绝大多数人了。

若你决定进一步增加植物性食物的摄入量，那你就是在为健康进一步加分。若要问营养学领域有什么确切无疑的事（营养学是一门充满疑点、争议和矛盾的学科），那就是无论你选择何种饮食方式，水果和蔬菜都是不可或缺的。别的先不说，若读完本书后你养成了每天多吃一份水果和蔬菜的习惯，那我也算功德圆满了。

若最终你并未变更自己的饮食习惯及购物清单，但只要这是你经过充分思考作出的决定，我也接受。因为知情权是自主权的前提，若决定做某件事前并未对其进行充分了解，那所作的决定则谈不上是个人意志的体现，只不过是按习惯行事罢了。

我由衷地希望，本书能够惠及那些不愿被典型西方饮食支配的人，以及那些意识到自己能自由选择饮食并想要为生活其间的世界奋斗的人。

第 **2** 章

素食者不是特殊人群

我总觉得

你只看见人们想让你看的

还需等待多久

我们才会踏上旅程

不带任何烦恼

对自身尽在掌握

无须付出大代价

随心所欲做自己

无论是非与对错

——《无所谓》（*Whatever*），绿洲乐队

我们在考虑该怎么满足身体的营养素需求之前，应先思考以下这些问题：对素食者来说，营养素是首先要考虑的问题吗？应该计算每日摄入的矿物质和维生素以确认其是否达到推荐摄入量了吗？选择其他饮食法的人是否有同样的顾虑呢？吃肉吃鱼的人是否不受任何营养缺乏症的困扰呢？主流的健康饮食建议对素食者有效吗？

和对待一般饮食者一样，在制订针对素食者的饮食建议时，我们也要从头开始，先把基本问题厘清，再来研究细节。让我感到担忧的是，素食者得到的饮食建议往往是非常笼统的，营养师动不动就建议素食者多吃富含钙、铁的食物，多补充蛋白粉等营养补剂，却没有考虑基本问题。我想说的是，造房子难道不应该先打好地基吗？

素食者和一般饮食者生活在同一个世界，同样被广告包围，同样在充斥着垃圾食品的超市里购物，同样做着久坐不动的办公室工作，同样听信有些媒体散布的营养学谬论。唯一的区别是素食者不吃动物性食品。

给素食者提供饮食建议的出发点应与给非素食者提供饮食建议的出发点一样。因为大家身处同样的环境，健康饮食的基本原则是一致的，即多吃水果和蔬菜、多喝水、从优质食物中摄取蛋白质和脂肪，并拒绝垃圾食品。不过，在当今社会，这些看起来简单的基本原则，落实起来却很难。

当下，有一种流行的说法是素食法是"健康"的同义词，只要执行素食法，就可以高枕无忧地拥抱健康生活了，但实际情况并非如此。

素食者的饮食建议

这是我举办讲座时绕不过去的一个问题。我们主要谈论的是食物充足、从未遭受过饥荒的人群的情况。这类人只要能做到选择正确的食物来满足身体每日的营养需求，就基本不会遇到营养方面的问题。

但问题是我们该如何在多数商品都不甚健康的超市中挑选食物。这不仅对素食者而言很重要，而且对所有人而言都很重要。与非素食者相比，素食者的优势在于需要顾及的情况更少，选择的范围更小，这有助于其摆脱掉一大堆垃圾食品。在这一点上，纯素食者的优势更大。即便如此，素食者也还是要面对很多不适合食用的素食产品。举例来说，目前很多食品公司都面向纯素食者推出了一些含糖饮料、糕点、薯片和其他咸味零食，但这些产品并不健康。你要知道什么食物是最好不要碰的，这点非常重要。可能你们已经明白这点，但我还想再重申一次。

"成为素食者就代表吃得很健康"的说法，我也想在这里纠正一下。看一看我们周围充斥着的大量不健康的素食产品，你就知道，放弃动物性食品并不能保证你的饮食就是健康的。毕竟，在当下，选错食物的可能性太大了。

发达国家素食者的饮食建议

针对发达国家素食者的首要饮食建议是什么？其实发达国家的居民

都一样，都被含糖量过高的廉价食品包围，都被因久坐不动而产生的健康问题困扰，都被商业广告的力量支配，都会受到与素食法及其他饮食法相关的不实信息的侵扰。

因此，在讨论各种营养素之前，让我们先来聊聊以下问题。

一、水果、蔬菜的摄入量过小。你可能会觉得奇怪，我们不是在讨论素食法吗？素食者怎么会不吃蔬菜？如果不吃蔬菜，那他们吃什么？大家不要认为素食者平时都会吃足量的水果和蔬菜。其实，和许多非素食者一样，有的素食者会在早餐时吃涂满黄油和果酱的烤面包、咖啡和燕麦饮品；会把纯素奥利奥饼干当上午的加餐并配一杯咖啡；会在午餐时吃番茄酱通心粉，饭后来一份巧克力味的大豆酸奶当甜点；会在下午茶时吃油炸玉米粒和腌橄榄；会在晚餐时吃土豆做的素肉肠。这种情况屡见不鲜。

因此，我在这里提出的第一个饮食建议就是把水果和蔬菜当作日常饮食的基础，让它们成为你餐桌上、冰箱里和购物篮里的主角。这条建议世界通用，且具普适性。多数人可能还在遵循传统的食物金字塔饮食原则，在传统的食物金字塔中，谷物类食物位于第一层，是基础，但这里的谷物类食物还包括精制谷物类食物。时至今日，无须再听信那些过时的饮食建议，我们应该用水果和蔬菜来代替谷物类食物的位置。

世界卫生组织明确表达了以下观点。

· 摄入充足的水果和蔬菜每年能够拯救 170 万条生命。

· 水果和蔬菜摄入不足是十大增加死亡风险的因素之一。

· 据统计，全球约 19% 的胃肠道癌症、31% 的缺血性心脏病和

11%的脑血管疾病是水果和蔬菜摄入不足所致的。

另外，世界卫生组织还建议，成年人每日至少要摄入总计400克的水果和蔬菜。

2011年，西班牙开展了全国居民膳食调查，结果显示，每一天都会吃蔬菜的国民占43%，而每一天都会吃水果的国民仅占37.8%。这些数据说明，当我们在谈论饮食与健康时，提高水果和蔬菜的摄入量对包括素食者在内的所有人而言都极为重要。

二、含糖产品摄入量过大。尽管糖并非本书的主题，但正如营养师总是借助一切机会来打压糖一样，我也想借此聊聊这个话题。营养师的做法或许有些极端，但正是这个世界逼迫我们越来越极端的。这里我想引用一位朋友在2015年11月9日发表的一篇博文中的一段话。

> 极端主义者的时代已经来临，我们正身处其中。成百上千富裕的极端主义者正摩拳擦掌地准备卖货。
>
> 有报告指出，食品和饮料公司为了将产品卖给青少年，在2006年一共花费了16亿美元用于市场营销。
>
> 此时我想向感兴趣的读者阐明几条更有价值也更具争议的观点：不应该什么都吃，尤其不应该吃糕点（包括饼干和早餐麦片）。世界上有健康的食物，也有不健康的食物。虽然我们不可能完全阻止大家食用不健康的食物，但我们仍然会努力阻止大家食用那些最糟糕的食物，以建立社会共识。
>
> 我是思想比较极端，因为我深知其中的利害和食品行业的

潜规则。让我们赌一下，看看谁会输。

据调查，西班牙人均每日摄入 111.2 克糖，这只是每日的摄入量！而世界卫生组织的建议是，每人每日的糖摄入总量不超过 25 克。因此，我们有理由对糖采取更极端的态度，西班牙的医务人员也应该明确地告诉公众，人工合成糖摄入得越少越好。

在西班牙，不算食品和饮料中的人工添加糖，仅统计调味品中的糖，每人每年的糖平均摄入量就达到了 4.34 千克。此外，每人每年吃的甜面包会提供 5.91 千克糖，冰激凌和蛋糕会提供 3.25 千克糖，饼干会提供 5.39 千克糖，还得再加上 421 份软饮料和 101 份果汁中含有的糖。

而西班牙国民每人每年平均摄入的豆类总量仅为 3.14 千克。看到这些数据，我已无话可说。

以上数据来自西班牙农业食品环境部于 2014 年发布的食品消费报告，这些数字让人欲哭无泪——是时候竭尽全力减少含糖产品的摄入量了。

世人为我贴上"极端"的标签，仅仅因为我坚持认为饼干和其他甜点都是不应食用的，而非人们普遍认为的可适度食用的。我总是在想：在目前肥胖和超重的人口比例如此之大、2 型糖尿病等疾病的发病率如此之高、脑卒中引发的死亡人数如此之多的情况下，有的人还能给出如此不负责任的饮食建议，那些人才是真正极端的。这已经是极为宽容的评价了。

三、过度加工食品摄入量过大。这里我说明一下，"食品加工"指的是使食材脱离天然状态，让其彻底地改头换面并变成最终成品的食品生产方式。但并非所有经过加工的食品都是不健康的，例如橄榄油就是加工食品，我们无法在自然界中直接找到，必须通过压榨橄榄获取，但它是健康食品；全麦面包也是经过加工的健康食品。问题的关键在于"过度"这个词，这一点我们将在第六章展开论述。

为什么过度加工的食品不健康？它们是食品业主推的产品啊。但你要知道，除极个别情况之外，食品生产企业大多会忽视大众健康，以牟利为终极目标。过度加工的食品一般都价格亲民，但利润却很丰厚。食品生产商会选用最便宜的原材料，然后再费尽心力把它们做成香甜可口的美食，让人不停消费。

让食品便宜、可口、拥有丰厚利润的秘密武器是什么？很简单，就是精制面粉、糖、盐和低质油脂。这些原料不仅成本低、保质期长，还能强烈刺激味蕾，完美！

此外，这些原料的另一个共同点就是不健康。我们在日常饮食中必须控制其摄入量甚至避免摄入它们，因为过量摄入会直接导致肥胖、2型糖尿病、高血压、代谢综合征、脑卒中、血脂异常等。

四、常喝除水之外的饮品，包括果汁、果昔、含糖的素食饮料、运动饮料、含糖咖啡或茶、酒。水是无可替代的健康饮品，那些号称有极强排毒效果的绿色果昔或富含维生素的鲜榨果汁都远远比不上水。喝低糖或无糖软饮料不等于喝水，每天喝一杯葡萄酒对心脏也并无益处。有人宣称运动后喝啤酒有助于恢复体力，真是大错特错。

当我们把蔬菜和水果榨成汁的时候，其中的膳食纤维会大量流失，这些营养素对人体代谢极为有益。从营养学的角度来说，将蔬菜渣或果渣倒掉是极其浪费的行为。其实，即使是一杯未过滤的橙汁，它也已经损失了部分营养素，因为被你丢入垃圾桶的橙子皮中也含有大量膳食纤维。因此，在用剥了皮的橙子榨制的橙汁中，膳食纤维的含量是极少的。

那酒呢？简单来说，喝得越少越好。证明饮酒有益健康的科学依据寥寥无几，支持相反观点的证据却数不胜数。藏在那些宣扬红葡萄酒的抗氧化功效和预防心血管疾病功效的言论背后的是葡萄酒产业，而非关心公众健康的机构。

你们知道世界卫生组织是怎么描述酒精的吗？我给你们摘录一小段。

酒精有致畸作用，有神经毒性，有成瘾性，会破坏免疫系统和心血管系统，会诱发癌症，甚至会增加死亡风险。

五、久坐不动，吸烟过度。我知道这两个问题并不属于营养学范畴，而是生活方式的问题，但我依然要重点指出来。健康饮食和锻炼是相辅相成的，二者缺一不可。烟草的危害相信大家都知道，不过仍有人一边遵循排毒饮食法，时刻担心水果有农药残留，一边每日吸一包烟，就是这么荒谬。

在对大量的素食者进行研究后，我发现，确实有部分素食者拥有更为绿色的生活方式。因为他们对健康知识掌握充分、注重健身、吃得健康。但是，近年来，素食者越来越多，各种不同类型的人进入了素食领域，他们带来了各自的生活哲学，素食者的传统特征正在不断淡化。因此，在面对前来寻求饮食建议的素食者时，我们必须先了解对方的生活习惯，才能更好地给出饮食建议。

以上提到的 5 个问题，虽然简单、基本，但想完全规避却很难。一是因为我们周围充斥着大量不健康的食品，二是因为食品业的从业者不断给我们灌输片面信息甚至是错误信息。然而，解决这 5 个问题是确保所有健康饮食方式或健康生活方式得以实行的根本。这就好比建造房屋一样，只有确保地基稳固之后，我们才能于其上添砖加瓦。所以，如果你在费心考虑钙或锌的摄入量是否足够的同时，却很少吃蔬菜且爱吃含糖食品，吃饭时喜欢搭配果汁或葡萄酒，冰箱中满是过度加工的食品，还不爱运动，那你就完全错了。

作为营养师，我们见识过各种情况：来寻求营养补剂摄入建议的职业运动员不知道我们为何要先询问他的饮食习惯；想要减肥的人不明白为何我们要求其变更食物种类，而非减少进食量。担心自己的孩子不乖乖吃饭的家长不理解为何我们不建议在孩子不喝牛奶时添加三勺含糖量很高的可可粉以让孩子喝完。很多前来找我咨询的人都忽略了健康饮食的根本。离开根本，一切都无从谈起。

无论是营养补剂的摄入量问题还是超市里的精品酸奶健康与否问题，我们在后文都会谈到。不过，在深究细节前，我们必须确保最基本的问题已彻底厘清，这才是一个理想的起点。

对素食者来说，在费心考虑蛋白质摄入不足、贫血、缺硒等问题之前，应该先把饮食的基础打好。无论你是营养师还是注重饮食的素食者，你都应先打好健康饮食的"地基"。

素食法在维持健康方面有优势吗？

我在第一章列举了人们选择成为素食者的部分动机，无法穷举是因为一千个人心中有一千种选择素食法的理由，已列出的这些只是最普遍的。与人们的惯常印象不同，追求健康并不是人们选择素食法最主要的动机，至少不是大多数素食者的动机。

此外，尽管上文提到，素食者和其他人一样都要考虑最基本的饮食问题，但这并不表示素食法在健康方面没有任何优势，好像人们选择素食法只是在为理想献身一样。

有人提出，有些健康问题更容易出现在素食者身上，如维生素 B_{12} 缺乏症及其并发症。事实的确是这样，但这些病其实很容易医治。素食圈关于维生素 B_{12} 的虚假信息和谣言日益泛滥并广泛传播，后文将有一整章专门讨论这个问题，你会了解到素食群体内部的激烈讨论。

若将素食人群和非素食人群的健康情况进行对比，我们就会发现，素食者具有一些健康方面的优势。不过，平心而论，西方传统饮食的弊病实在太多，估计无论与哪种饮食方法做对比都会处于下风。西方传统饮食集合了我们之前提到过的诸多问题：植物性食品摄入量过小、高糖和高油脂食品以及过度加工食品摄入量过大等。老实说，这种饮食算是糟糕到极点了。

素食法不仅轻松打败了西方传统饮食，其对部分疾病如糖尿病的疗效甚至比一些专为糖尿病患者制订的饮食法的疗效更为显著。即便与普通的健康饮食法相比，素食法也毫不逊色。另外，素食群体整体上也拥有相对健康的生活方式。

我知道你们肯定想看具体的数据，那让我们来看看素食者的患病风险数据吧。

一篇发表于 1999 年的综述性论文公布了美国和欧洲各国开展的有关素食者与非素食者死亡率的多项研究结果。结果显示，相比经常吃肉的群体，纯素食者罹患心肌缺血的风险要低 24%，蛋奶素食者罹患心肌缺血的风险则要低 34%。此外，非素食者罹患中风和癌症的风险也相对较高。蛋奶素食者（超过 2.3 万人）死于肺癌的风险要比非素食者低 38%，死于心脏病的风险要低 34%。相比每周至少吃一次肉的杂食性群体，素食者的平均死亡率要低 15%。不过，在所有素食者中，纯素食者在死亡率方面没有显示出特别的优势。

值得一提的是，这篇综述性论文完成于 20 世纪 90 年代，当时维生素 B_{12} 的重要性仍不为人知，这就很好地解释了为何蛋奶素食者的死亡率最低。

到了 2002 年，一项关于英国素食者死亡率的研究在"保健品消费者研究"和"牛津素食者研究"两个项目的基础上展开，并得出了以下结论。

与一般的杂食性群体相比，英国的素食者死亡率更低。不过，在本研究中，与作为实验对照组的非素食者相比，两者的死亡率较为接近，这意味着素食者的死亡率低在于非饮食性的原因，如吸烟率低、社会经济地位普遍较高等；可能部分其他饮食习惯也起了一定的作用，但跟戒鱼戒肉没有直接关系。

这个研究结果把素食者的低死亡率归功于非饮食性的因素，这是一个误解。

2005 年，一项关于德国素食者的研究横空出世，但这项研究依然得出了相似的结论——素食者的低死亡率与其健康的生活方式有关。但值得注意的是，该项研究中用来与素食者进行对比的并非一般人群，而是很少吃肉的注重健康的人群。也就是说，即使研究者已经意识到肉的摄入量对健康的影响，但素食群体遭受的误解依然未得到澄清，世人也不愿承认误解的存在。

这种戴着有色眼镜的研究不只十多年前存在。2012 年，学术界又公布了一篇关于素食者心血管疾病死亡率和癌症发病率的综述性论文，但其结论不足为信，因为研究者把半素食者（吃肉量比普通人少的人）纳入了作为研究对象的干预组中。但即便采用这样的研究方法，该项研究仍然得出了以下结论：相比非素食者，素食者因罹患心肌缺血而死亡的风险要低 29%，罹患癌症的风险要低 18%。

2013 年，有论文提出，素食者的全因死亡率[①]更低，部分特定原因死亡率也较低，该结论在男性身上体现得尤为明显。也就是说，男性素食者有着更低的死亡率。所以，负责制订饮食建议的相关人员应将这种关联纳入考虑范围。

2014 年 6 月，一份研究美国人饮食习惯的论文指出，纯素饮食法有助于降低死亡率和温室气体排放量。相比非素食者，纯素食者的温

---

①全因死亡率是指一定时期内由各种原因导致的总死亡人数与该人群同期平均人口数之比。——译者注

室气体排放总量要少 29%。看来，选择素食法简直是一举两得。

2015 年 12 月，英国的一项研究表明，素食者和非素食者在各种原因导致的死亡率上数值接近。同月，另一项针对素食者长期健康状况的研究出炉，结论如下。

> 与生活背景相似的非素食者相比，素食者出现超重和肥胖的概率较低，罹患冠心病和脑卒中的概率也较低。有证据表明，总体而言，素食群体的癌症发病率略低于非素食群体，但特定癌症的患病情况不明。此外，素食者罹患糖尿病、结肠憩室病和白内障的风险也较低。在相似的生活背景下，素食群体的总体死亡率与非素食群体相当，但与生活背景不同的非素食群体相比，素食群体的死亡率较低。从长远来看，素食者的健康情况普遍良好，部分疾病的患病情况和医治情况也优于非素食者。未来还需要开展更多相关研究，尤其是对纯素食者的长期健康状况的研究。

上述论文整合了迄今为止我们得到的大部分信息和各类病理研究结果，得出的结论是：素食者的健康状况普遍良好，并且明显优于非素食群体，其部分疾病的治愈情况也好于非素食群体。尽管该论文的作者最终仍表示还需开展更多研究，特别是针对纯素食群体的研究，但我觉得该结论是正确的。

截止至本书原版第一次印刷，最新资料是一篇发表于 2016 年 2 月的论文。该论文的作者经过系统梳理相关研究成果后得出结论：素食法能有效降低心肌缺血的发病率和死亡率，降幅达 25%；纯素饮食法能降低癌症的发病率，降幅达 15%；若执行的是素食法，则降幅为 8%。

高血压、糖尿病、心脏病和其他疾病

在英国，欧洲癌症与营养前瞻性调查机构牛津分部（EPIC-Oxford）分析了 1993—2009 年英国素食者的心脏病患病情况。研究发现，素食者的心脏病发病率比非素食者低大约 30%，其总胆固醇和血压也更低。在该研究中，调查对象的体重、年龄、受教育程度和生活方式（是否吸烟、饮酒、健身）等因素都被考虑在内，甚至连女性服用避孕药和接受激素替代疗法的因素也考虑到了。也就是说，一切可能影响调查结果的非饮食因素都被考虑在内了。即便在有如此多干扰因素存在的情况下，素食者依然表现出色。可见，素食者良好的健康状况不仅仅归功于健康的生活方式，其良好的饮食习惯也发挥了作用。

该机构还曾对英国素食者进行了超过 11 年的跟踪调查研究，研究结果显示，素食者罹患结肠憩室病的风险比非素食者低 31%，而与每天吃肉超过 100 克的人相比，纯素食者罹患白内障的风险要低 40%。

此外，一项开展于 2013 年的旨在探寻纯素食法与甲状腺功能减退之间关系的研究发现，纯素食者患与甲状腺有关的疾病的风险较低。

诸多关于糖尿病的研究也得出了有趣的结论。2010 年的一项研究表明，素食法尤其是纯素食法对预防和控制 2 型糖尿病有着明显的效果，这项研究应该得到医务人员的重视。2013 年的一项研究则发现，素食法和纯素食法能够显著降低糖尿病的患病风险。2014 年的一项研究证实，纯素食法能预防糖尿病，研究者还建议将这种饮食法列为糖尿病患者的替代疗法，并指出其在控制血糖和改善血脂方面的疗效要强于美国糖尿病协会和美国胆固醇教育计划推荐的食疗法。也就是说，纯素食法对糖尿病的疗效要胜过专家制订的食疗法。

在 2015 年开展的一项关于素食法对 2 型糖尿病的预防和治疗效果的研究中，研究人员在将素食法和低卡食疗法进行比较后发现，前者在减少内脏脂肪、抑制胰岛素分泌和阻断氧化应激反应等方面有着显著优势。这再一次证实了前人研究成果的科学性和正确性。从长远来看，素食法是可行的，而且有助于身体和精神健康。

另外，一篇发表于 2014 年的综述性论文指出，素食法能有效降低血压，可以作为药物手段以外的替代疗法使用。

但令我不解的是，既然已经有如此多的研究证实素食法有食疗效果，那为何时至今日，人们还没有将素食法纳入食疗的范畴呢？

超重和肥胖

素食法在预防肥胖方面也有很好的效果。2015 年，3 项研究成果公之于众。

第一项成果是一篇梳理了多项干预性研究成果后形成的综述性论文（干预性研究比流行病学研究更可靠）。该论文指出，相比非素食法，素食法的减重效果更显著。

第二项是综述性研究成果。该研究追踪记录了素食者的体重变化，最终得出素食法非常适合有减重需求的人以及素食法在预防和治疗肥胖方面效果突出的结论。

第三项成果来自一项对为了减肥而长期遵循各种特定饮食法的人群的研究。该研究旨在找出在各种减肥饮食法中，哪一种是人们最容易长期坚持的。结果显示，素食法最容易坚持，而且使用素食法减肥的人在6个月内减去的体重最多。

尽管以上研究成果很有说服力，但一些营养师依然会对前来咨询的素食者说，他们的体重降不下去是因为吃了太多碳水化合物，想要减重，就必须吃烤肉或烤鱼。这些营养师的知识库一定已经很久没有更新了，毕竟，这三项研究成果是在2015年才公之于众的。

癌症

关于素食法与癌症的关系，2013年的一项研究（研究对象多达6.9万人）表明："素食法似乎对癌症有抑制作用。"另外，该研究还表明，素食法对结肠癌有明显的抑制作用，而纯素食法的抑制作用更明显。但需要注意的是，这项研究的调查对象原本就是癌症低危人群。这明显是又一次在研究中引入了非饮食性因素。

2014年6月，欧洲癌症与营养前瞻性调查机构牛津分部公布了一项针对5万名英国人的研究结果：鱼素食者和素食者罹患某些癌症的风险要比肉食者低。

综上，种种研究表明，素食者罹患心血管疾病、糖尿病、高血压、结肠癌、白内障和甲状腺疾病的风险更低，其身体质量指数（BMI）也更低（即肥胖率更低）。

尽管这些研究大多数应用的是观察性研究法（样本数量庞大），而且素食群体的生活方式也确实更为健康（较少抽烟喝酒，经常健身），但我们要注意，部分研究在加入了不良生活方式因素后，依然能得出素食法在维持健康方面具有优势的结论。因此，我们不能再武断地认为素食者的健康仅仅得益于良好的生活习惯。未来我们还需开展更多研究，来获取更为准确的结论。

在第一章中我讲过，关于饮食法的研究会面临诸多困难。不过截至目前，我们已经获得了相关证据，证实了多吃植物性食品比多吃肉类更健康。这点已没有争议。

我们也可以确定，健康的素食法与健康的杂食性饮食法一样，都有益健康。你看，我的结论已经足够严谨，语气也足够温和了吧。

第 **3** 章

素食者会缺乏蛋白质、铁、钙和维生素 D 吗？

如果你已经是素食者或计划成为素食者，那你很有可能听过类似"素食者会营养不良"这样的话——甚至有的营养师也会这么说。事实上，这些话只是出自那些没有任何营养学知识的人之口。但可气的是，这种说法被传来传去直至人尽皆知。

如果你再多追问一句"素食者会缺乏哪些营养？"，90%的人会告诉你"缺乏蛋白质"（而回答你的这个人可能连什么是氨基酸都不清楚），很多人还会补充一句"也缺乏铁"，这是因为大家都知道吃红肉能预防贫血。剩下的 10% 的人则会耸耸肩，表示"我不知道，可能是缺乏维生素之类的吧，人应该什么都吃才不会缺营养"，边说边朝你得意一笑。

抱歉以悲观的态度开始本章的讲解，但你必须做好准备面对类似的场景。生活中，没有人因为同伴吃饭时点饮料而担心他血糖升高；没有人因为朋友三天才吃一片菜叶而担心他患上结肠癌；没有人因为在公司一坐就是一天、只在上厕所时才离开座位、下班后又吃了奶油意大利面和布朗尼蛋糕而担心自己长此以往会多长 20 千克脂肪；很多人都因为缺乏健康饮食的知识而在自己孩子的书包里放入从超市买的盒装果汁和夹心面包……但他们却告诉你：如果你是素食者，你就必然缺乏营养，我们都是为你好！

素食者真的缺乏营养吗？

没错，但素食者只会缺乏一种营养素——维生素 B_{12}，这是素食者唯一需要额外补充的营养素。关于这点，我将会在第五章详细讲解。如果所有西方素食者都能意识到这一点，那么其健康状况想必会更加良好。

至于其他的营养素，则可以在医生的指导下补充，因为每个人的情况都不同。在这点上，素食者和杂食者没有任何区别。

素食者并不需要额外补充维生素 A、维生素 D、ω-3 脂肪酸、铁或锌等，尽管可能确实有素食者缺乏维生素 D 或铁等微量元素，但这种情况在所有人中普遍存在，而非只存在于素食群体中。

我明白了，那蛋白质呢？

首先，你确定自己真的知道蛋白质是什么吗？那可不一定。蛋白质本质上是由多种氨基酸组成的含氮化合物，对人体的诸多机能都起着至关重要的作用。众所周知，蛋白质是人体的重要结构性成分，是人体免疫系统的活性单元，有些蛋白质在人体物质转运中起着关键作用。在一些特殊情况下，蛋白质也能为人体提供一定的能量，不过人体所需的能量主要由碳水化合物提供。

食物充足且每日能量需求均能得到满足的素食者一般不会缺乏蛋白质。即使是素食群体中较为极端的一类——生素食者，只要在饮食上稍加注意，其每日蛋白质需求也能得到满足。

的确有部分素食者存在蛋白质摄入不足的问题。例如，因过度严格地执行素食法而罹患饮食失调症的素食者，对饮食要求极高的素食者（如专业运动员），没有合理规划日常饮食的素食者。但以上这些情况如果发生在杂食性群体身上，也会出现蛋白质摄入不足的问题。

人每天究竟需要多少蛋白质？一份欧洲食品安全局公布于 2012 年并于 2015 年修订的报告显示，欧洲成年人（不包括老年人）每日所需的蛋白质为 0.83 克/千克（体重），健康的老年人每日所需的蛋白质也为 0.83 克/千克（体重）。注意，这个数值是最低摄入标准。你的蛋白质摄入量可以高于此数值，这完全是安全的，甚至是值得推荐的。

欧洲食品安全局没有在报告中针对素食者给出特定的蛋白质推荐摄入量，不过，报告中多次提到，无论对高蛋白饮食者还是对杂食性饮食者来说，0.83 克/（日·千克）都是一个合适的数值。欧洲食品安全局没有明确解释杂食性饮食是什么，但既然他们将杂食性饮食与高蛋白饮食对应起来，那么我认为他们所说的杂食性饮食中应该是包含素食的，因为素食者既会吃高蛋白食物（如蛋奶素食者会吃的蛋类、乳制品、豆类和豆制品），也会吃低蛋白食物（如谷物）。此外，报告中还提到，杂食性饮食者的每日蛋白质摄入量往往是最低摄入标准的两倍以上。

目前，尚没有针对纯素食者的氮平衡状况①的详尽研究，纯素食者的蛋白质推荐摄入标准只能基于少量数据来制订，制订标准时还要把部分植物蛋白消化率较低的问题考虑在内。出版过多部著作且经营素食健康网站的美国学者杰克·诺里斯指出，纯素食者的蛋白质摄入量（克）与人体体重（千克）的比例应为 1.1 : 1。不过，他表示需要对纯素食群体进行更多研究，才能得出更为确切的结论。

多数人可能对以上比值没什么概念，让我们来结合具体的食物进行阐释。美国农业部（USDA）提供的如下表格（表 3-1）可以帮助我们了解部分蔬菜、乳制品和蛋类的蛋白质含量。

表 3-1　部分食物的蛋白质含量

食物	蛋白质含量（每 100 克）	食物	蛋白质含量（每 100 克）
熟大豆	16.6 克	豆腐	8~12 克
熟鹰嘴豆	8.9 克	面筋	21.2 克*
熟扁豆	9 克	素肉（以大豆蛋白为主要原料制成）	50 克
熟蚕豆	8.5 克	熟藜麦	4.4 克

①氮平衡状况指的是氮的摄入量与排出量之间的平衡状态。——译者注

食物	蛋白质含量（每100克）	食物	蛋白质含量（每100克）
花生	23.7克	熟苋菜籽	4克
杏仁	21.2克	白米饭	2.3克
核桃	15.2克	面包	9~13克
榛仁	15克	意大利面	5.3克
豆乳饮品	3克	燕麦片	16.8克
鸡蛋	7.5克	软质奶酪	22克
鲜奶酪	12.4克	高脂奶酪	35.8克
纯天然酸奶	6.6克	大豆酸奶	4.6克

注：＊ 此数据是选取了该类食物的一些西班牙常见的品牌算出的平均值。

我们将这些数据运用在日常生活中，并设计出以下食谱。

· 早餐：35克燕麦片+250毫升豆乳饮品、1份水果

· 加餐：60克全麦面包配番茄、橄榄油和牛油果

· 午餐：200克熟鹰嘴豆配蔬菜沙拉、1碗白米饭（120克）、
水果

· 加餐：30克杏仁、1根香蕉、1杯加入豆乳饮品的咖啡（200
毫升）

· 晚餐：150克铁板豆腐、100克时蔬全麦意大利面、15克熟

苋菜籽、1 杯大豆酸奶

· 总量: 82.5 克蛋白质

按照以上食谱来吃, 一日总共可摄入 82.5 克蛋白质。基于上文提到的蛋白质推荐摄入量〔每日 1.1 克/千克 (体重)〕, 这份食谱提供的营养对于体重不超过 75 千克的成年人来说足够了。

当然, 体形越大的人, 能量需求越大, 其饭量也越大, 蛋白质摄入量也会相应增多。需要注意的是, 这份食谱是针对纯素食者设计的。

一份合理规划的每日素食菜单, 应该包括豆类和豆制品、坚果、种子和全麦谷物, 蛋奶素食者还可摄入蛋类和乳制品, 这样就能轻松满足身体每日营养所需了。

我们无须时时刻刻计算自己的蛋白质摄入量, 只需在一日三餐 (或午餐) 中加入富含优质蛋白质的食物就可以了。

你可以依照表 3-2 来选择富含优质蛋白质的食物, 并决定食用量。

表 3-2　富含优质蛋白质的食物及建议食用量 (成年人)

食物种类	食用量
豆类	整盘
豆类+谷物	各半盘, 或六成豆类+四成谷物
豆腐、面筋、天贝	1 小块

食物种类	食用量
素肉	半杯（浸泡后）
鸡蛋*	1~2 个
乳制品*	1 杯（酸奶）/ 100 克左右（奶酪）/ 40 克左右（半硬质奶酪）
坚果	1 小捧

注：*适合蛋奶素食者。

要多摄入几种植物蛋白以保证自己获取完全蛋白质吗？

首先我们要明确什么是完全蛋白质。完全蛋白质是指所含必需氨基酸种类齐全、数量充足的蛋白质。氨基酸是蛋白质的基本单位，每一种蛋白质均由不同种类和不同含量的氨基酸组成。你可以把蛋白质分子想象成一列火车，每节车厢就是一个氨基酸。有了车厢，我们才可以拼出或长或短的火车——包括有一等车厢、二等车厢的客运火车和仅有货车车厢的货运火车等，拼出什么样的火车取决于我们需要火车发挥何种功能。

必需氨基酸是指人体自身无法合成的氨基酸，因此要从食物中获取。必需氨基酸有以下 9 种：组氨酸、苯丙氨酸、异亮氨酸、亮氨酸、赖氨酸、甲硫氨酸、苏氨酸、色氨酸和缬氨酸。在某些情况下，还有一些其他氨基酸也是必不可少的，不过这不在我们的讨论范围之内。

相信别人已经对你说过很多次了："只有肉类才含有必需氨基酸。"但这种说法是错误的，大豆、鹰嘴豆、蚕豆、开心果、藜麦、苋菜籽，甚至是菠菜都含有必需氨基酸。当我们食用上述食物时，就是在摄入完全蛋白质。不过，这些食物中的蛋白质尽管质量很高，但含量较低，每100 克食物中仅含有 3 克左右，因此必须大量食用才能保证蛋白质摄入充足，这显然不太实际。

那么，除了以上食物之外，其他素食食物都不含必需氨基酸吗？当然不是。其他素食食物也含有必需氨基酸，但在这些必需氨基酸中，某种氨基酸的含量极低。例如，小扁豆中甲硫氨酸的含量就比其他必需氨基酸的含量要低（我们把这类含量低的氨基酸叫作限制氨基酸）。蔬菜中的限制氨基酸为甲硫氨酸，谷物中的限制氨基酸为赖氨酸和苏氨酸。当我们把这些各有"缺陷"的食物搭配在一起食用时，它们就能相互补足，让人摄入足量的必需氨基酸，这样，一套新的完全蛋白质食物就形成了。

不过，我们也不必餐餐都考虑这些繁复的搭配组合，在一餐中吃米饭配扁豆的效用等同于午餐吃米饭、晚餐吃扁豆。因为人体内有一个"氨基酸池"，可储存游离氨基酸，供人体在需要时取用。因此，你无须为了保证摄入所有必需氨基酸而将这类食物统统放在一盘菜或一顿饭中食用。

不过，如果你特别注重每一餐的营养，餐餐搭配倒也不难，可以参考如下组合。

- 豆类+谷物：扁豆拌饭、抹了鹰嘴豆泥的面包片、豆泥夹心玉米饼、蚕豆燕麦素汉堡……

- 豆类+坚果：豆类核桃沙拉、豌豆杏仁粉汉堡、扁豆夏威夷果泥……

- 谷物+坚果：腰果炒饭、核桃仁面包、杏仁甜面包、无糖燕麦坚果饼干……

难道蛋白质的价值仅取决于是否含有必需氨基酸吗？倒也不是。另一个重要考量因素就是消化率，这决定了蛋白质的生物利用度——营养成分被生物体特定部位吸收并利用的比例和速度。

蛋白质消化率指的是反映食物中的蛋白质在消化道内被分解和吸收的程度的指标。总体而言，植物蛋白的消化率较低，因为我们必须破坏植物细胞的细胞壁才能获取其中的蛋白质。此外，有些植物性食物中还含有抗营养素，如植酸、单宁等，会干扰人体对营养素的吸收。我们可以摄入大豆蛋白，其消化率与动物性食品中蛋白质的消化率差不多。植物性食品中蛋白质的消化率还取决于食物种类和处理方式。就后者来讲，浸泡、催芽和烹煮能够有效抑制食物中抗营养素的负面作用，从而提高植物蛋白的消化率。另外，我认为，用高压锅煮泡好的豆子效果很好，比用普通锅煮更好。我个人非常爱使用高压锅。

评价一种蛋白质的质量和消化率的指标被称为蛋白质消化率校正的氨基酸评分（PDCAAS）。牛奶、鸡蛋中的蛋白质会获得最高分1分，大豆分离蛋白的评分也为1分，牛肉中的蛋白质的评分为0.92分，大豆中的蛋白质获得了0.91分。总体来说，植物蛋白比动物蛋白的评分要低，但也能满足人体的日常所需。

现在，你已经了解了，决定蛋白质质量的有三个要素——含量、消化率和所含氨基酸种类。如果今后再有人对你们说"素食者会缺乏蛋白质"，你们可以选择冷脸相对，也可以好心地给他们上一课。

素食者比非素食者更有可能缺乏蛋白质的说法，在当今已经说不通了。所以，欧洲食品安全局和美国医学研究机构（IOM）给出的饮食建议中才没有将素食者和非素食者区别开来。

应该指出的是，执行纯素食法时所选的食物类型是很重要的：对习惯食用大豆或豆制品（如豆腐、豆乳饮品、素肉）的纯素食者来说，由于这些食品中蛋白质的消化率与动物蛋白的没有区别，所以他们的蛋白质推荐摄入量与非素食者的一样；然而，对习惯食用谷物、坚果和大豆以外的豆类的纯素食者来说，由于这些食品中蛋白质的消化率低于动物蛋白的消化率，因此就需要参照诺里斯提出的 1.1∶1 的蛋白质摄入量与体重比来规划自己的饮食了。

在执行素食法或纯素食法时，无论选择何种蛋白质，只要摄入量充足，身体的肌肉量就能得以保持。一篇发表于 2011 年的论文也指出，只要蛋白质摄入量充足，无论是杂食法、蛋奶素食法还是纯素食法都有助于保持肌肉量。

由于迄今为止没有对纯素食者氮平衡状态的结论性研究，所以我们无法给出确切的纯素食者的蛋白质推荐摄入量。不过，欧洲癌症与营养前瞻性调查机构牛津分部的最新研究对成年男性纯素食者、素食者、鱼素食者和肉食者血液中的氨基酸浓度进行了测量。结果显示，尽管各组数值不同，但素食者和纯素食者血液中的氨基酸浓度均符合标准。

由于摄入的食物种类丰富且充足，西方国家的素食者很少会有蛋白质缺乏的问题。由此可见，只要所选食物多样又健康，即使吃素，人体生长的各个阶段的蛋白质需求也均能得到满足。也就是说，这样的素食者是无须额外补充蛋白质的。现在，我们素食者可以放心了。

如果我吃不了豆类该怎么办？

在执行素食法时，素食者饮食中的蛋白质主要来自豆类和豆制品，但如果有些素食者因为某些原因无法食用豆类和豆制品，那么情况就会变得复杂一些。

上文已提到，赖氨酸是谷物中的限制氨基酸，在谷物中含量较低。因此，舍弃豆类会使得素食者无法获取足量的赖氨酸——一种必需氨基酸。

当然，除了豆类和豆制品以外，还有一些素食食物中也含有赖氨酸，如藜麦、苋菜、开心果、南瓜子和面筋等，但只有大量摄入这些食物，才能保证获取充足的赖氨酸，这就增加了准备餐食的难度。一个简单的应对办法是服用赖氨酸补剂，方便、安全、便宜。但我强烈建议你咨询一下专业的营养师，对方能够基于你的日常饮食给出更具有针对性的意见和建议。

要注意的是，这里谈到的只是积极预防营养缺乏的极端个例。在目前的科学研究中，尚未出现因为缺乏赖氨酸而缺乏蛋白质的情况。

上述建议同样适用于专业运动员，他们需要根据自身情况来计算蛋白质的需求量，进行更为个性化的调整，甚至需要额外补充部分必需氨基酸（如对维持肌肉量有重要作用的亮氨酸）。一位运动营养学方面的专家是帮助这类专业运动员提升个人表现、改善体能的最佳人选。相信我，聘请专业人员将是最无悔的投资。

好吧，我不会缺少蛋白质，那铁呢？

缺铁性贫血（还有其他原因会造成不同类型的贫血）是最普遍的疾病之一，是身体缺乏营养所致。

在讨论素食法时，铁经常被提及。许多人依然坚信，只有经常吃红肉和内脏才能维持血清铁水平。这个想法正确吗？只有吃肉才能保证体内有足量的铁？蔬菜的铁含量真的很低吗？接下来我们就来聊聊这些问题。

血红素铁和非血红素铁

血红素铁主要来自动物性食物，是与人体内血红蛋白和肌红蛋白中的卟啉结合的铁，吸收率为 15%～35%。非血红素铁主要来自植物性食物，占人体通过饮食摄入的铁总量的 90%，但其吸收率较低，仅为 1%～20%，并且会受同时摄入的其他食物和个体差异的影响。除了植物性食物以外，牛奶和蛋类也含有非血红素铁，其余食物中非血红素铁的含量则较低。

非血红素铁的吸收和排出量完全取决于人体当时的铁离子水平——铁离子水平较低时，人体会多吸收，少排出。这会帮助人类适应身体多变的铁需求，使人不会因缺铁而生病。这种适应能力在孕妇身上可以得到充分体现。与非孕期相比，女性在孕期对铁的吸收率提升了 60%。素食者也一样，尽管他们的铁摄入量不高，但他们通过粪便排出的铁蛋白也很少（铁蛋白是人体内一种贮存铁的蛋白质）。因此，素食者体内的铁贮存量只会比非素食者略低而已。

血红素铁和非血红素铁都能被小肠吸收，不过，血红素铁能完全被肠（黏膜）上皮细胞吸收，而非血红素铁的吸收则受更多因素限制，人体会根据需求进行调节——这是一种预防人体内铁过量的有效手段。要知道，人体排出多余铁的能力有限，而体内铁过量将会导致严重的后果。

可见，人体内的铁含量与饮食关系不大，而与个体的肠道调节吸收能力关系较大。关于这方面的科学研究目前还不深入，人们仍在不断探究各种影响因素，如最近几年人们发现了 3 种与铁代谢息息相关的激素——铁调素，它会在人体有炎症时降低对铁的吸收率。

与非素食者相比，素食者更容易贫血吗?

事实上，答案是否定的。20 世纪 90 年代末期，一项针对澳大利亚女性健康状况的研究很具有代表性，该研究得出了西方国家的素食者罹患缺铁性贫血的概率与其他人群一样的结论；2013 年，澳大利亚的研究人员开展了另一项关于素食群体体内铁含量的研究，再次得出了同样的结论。

素食者体内的铁含量与非素食者体内的铁含量接近，但一般来说，前者体内的铁蛋白含量相对较低（仍在正常值范围内），这可能会使素食者在体内贮存的铁耗尽时更脆弱。

缺铁性贫血是西方国家普遍存在的一大健康问题。一方面，人们认为摄入红肉可以预防这种疾病；而另一方面，作为世界上最大的红肉摄入群体，西方国家的国民依然经常性地罹患缺铁性贫血。

在西方发达国家，缺铁性贫血是发病率最高的一种营养缺乏症，而这些国家国民的食肉量是非常可观的。现在，你会不会开始怀疑，吃红肉能预防缺铁性贫血这种说法可能只是想当然呢？

素食者要摄入多少铁？

要计算出一位素食者的铁推荐摄入量非常困难，因为官方机构发布的相关研究成果寥寥无几，而仅有的一些研究成果既不严谨，也不是针对西班牙国民的。我们似乎又进入了只能等待专家指点迷津的一种境况了。

在没有充足的科学研究成果支撑的情况下，那些所谓的"素食建议"看得我脊背发凉。我们知道，铁和蛋白质都是人们在讨论"素食者是否营养充足"这一问题时最为关注的营养素，然而，这项讨论中也充斥着各种各样过时或错误的观点。

西班牙官方机构针对普通成年人给出的铁推荐摄入量为：20~59岁男性每日9毫克，20~49岁女性每日18毫克，但并没有针对素食者给出具体的建议。不过，应美国医学研究所的要求，美国营养与饮食学院针对素食者给出了建议——素食者的铁摄入量应比非素食者多出80%，该建议被当作了解决素食者植物性铁吸收率较低这一问题的保守措施。

然而，这份建议的制订是基于当代社会中一种极为罕见的饮食状况——维生素C的摄入量很低、类似茶单宁那样会抑制铁吸收的物质的摄入量却很高。根据这份建议，我们要在非素食者的铁推荐摄入量的基础上乘以1.8来得出素食者的铁推荐摄入量，但这个数值高得离谱，若不额外摄入铁补剂，根本难以达到这个标准，特别是铁需求量较大的素食人群如20~49岁女性。此外，对贫血发病率并不是非常高的国家和地区的居民来说，这么高的铁摄入量也不太健康，因为铁过量会使人体运作出现问题。

关于素食者和铁，我们还要知道什么？

我们已经知道，素食者患缺铁性贫血的概率和非素食者大体相当。我们还知道素食者会逐渐适应铁摄入量较少的状况——身体对铁的吸收率提高，排泄率降低。尽管与成年非素食者相比，成年素食者体内的铁贮存量会少一些，但其体内的铁蛋白量仍处于正常范围内。

植酸的确会使人体对铁的吸收率降低10%~50%（全麦谷物、坚果和豆类都含有植酸），不过只要多摄入 50 毫克维生素 C，就能抵消一盘菜中所含植酸的副作用；多摄入 150 毫克维生素 C，则可以使人体对铁的吸收率提高 30%；而在一顿饭中摄入 25~75 毫克的维生素 C 可以使这顿饭中所含的非血红素铁的吸收率提高一到两倍，因为维生素 C 能够将三价铁转换为二价铁，以降低其与植酸形成不溶性化合物的可能。另外，在摄入单宁的情况下，维生素 C 同样能将铁的吸收率从 2% 提高到 8%。

就在不久以前，人们还认为草酸会降低铁的吸收率，不过现在事实证明它的影响可以忽略不计。同样的，你们也可能读到过相关报道，声称大豆会阻碍铁的吸收。但最新研究结果显示：大豆不仅不会影响铁的吸收，反而与经常被添加进补剂里的硫酸亚铁有着相似的作用，都能对人体健康起到积极的作用。

那我们应该怎么搭配食物？

维生素 C 能大大促进人体对食物中铁的吸收，因为维生素 C 既能抵消植酸的副作用，又能将三价铁转化为更易被人体吸收的二价铁，因此我们应该将富含铁的素食食物与富含维生素 C 的素食食物搭配在一起食用。此外，建议不要在吃主餐时饮茶或喝咖啡，以防饮品中所含的单宁阻碍铁的吸收。

哪些素食食物富含铁？绿叶蔬菜、坚果、豆类、干果和全麦食物都是富含铁的食物。此外，还有一些食物中额外添加了铁，如我们熟悉的各种早餐谷物食品。不过需要注意的是，尽管这些谷物食品的铁含量可观，但它们往往被过度加工，添加的糖也多，不推荐每日食用。

那么维生素 C 的来源有哪些？很多水果和蔬菜都富含维生素 C。

此外，还有一些其他因素会影响铁的吸收率，不过没有上文提到的那么重要。比如，已经有研究证实，使用铸铁锅或普通铁锅做饭时，铁离子会渗进食物中（尤其是烹饪酸性食物时，如番茄酱），素食者可以考虑多使用这类厨具。

维生素 A 和 β-胡萝卜素也能促进铁的吸收，它们一般来自红色和橙色蔬菜（如胡萝卜），不过相比作用强大的维生素 C，它们的作用就弱了许多。

一些烹饪方法（我们在讨论蛋白质消化率时也提到过）如浸泡、发酵和烘焙能够抵消食物中植酸的副作用，提高铁的生物利用度，进一步提高铁的吸收率。

注意，如果你正在服用钙补剂，请不要随主餐服用，以防其影响食物中铁的生物利用度。

小结

尽管植物性食物中铁的生物利用度较低，但由于维生素 C 在素食食物中广泛存在，而且素食者能够很快适应铁摄入量低的情况，所以在素食群体中，贫血的发病率并不高。

依我个人的看法，美国营养与饮食学院提出的将素食者的铁推荐摄入量提高至非素食者的 1.8 倍的建议，其实非常容易导致铁摄入过量，弗吉妮娜·梅西纳和里德·曼格尔斯在他们的著作《营养师的素食指南》（2011 年第三版）中也提出了这一观点。美国营养与饮食学院给出的日常饮食建议针对的是极低的维生素 C 摄入量搭配极高的抑制铁吸收的物质的摄入量，所以才需要服用铁补剂，对于女性来说尤为如此。这种变相推荐营养补剂的建议既无必要也不严谨，会让我们的身体承受铁过量的风险。因此，与非素食者一样，素食者并不需要过度关注铁这种营养素。

市面上已经出现了很多促进植物性食物中的铁吸收的饮食和烹饪建议，不过，流行病学的相关研究显示，素食群体中罹患缺铁性贫血的人数占比与非素食群体中的不相上下。因此，我建议，素食者在医生确定其缺铁后再遵医嘱服用铁补剂。这条建议对非素食群体也适用。接下来的建议也是适用于所有人的——如果经诊断你确实患上了缺铁性贫血，你可以服用铁补剂，但同时你也应该尝试查明病因，因为对发达国家居民来说，缺铁性贫血的病因很少源于饮食。

事实上，发达国家居民的缺铁性贫血往往是由肠道吸收问题导致的，可能是源于服用药物（如抗酸药），也可能是由慢性炎症触发的。还有一种原因多见于育龄妇女，就是月经因素，这在很大程度上会影响人体内铁的贮存量。因此，育龄妇女通常最容易患上缺铁性贫血。

不吃乳制品会缺钙吗？

对于不吃红肉究竟会不会影响人体的铁贮存量这一问题，人们至今看法不一。但是对于钙和乳制品之间的关系这一问题，人们的观点则非常一致，即人们普遍认为如果不吃乳制品，肯定会罹患骨质疏松症。

乳制品公司花费多年时间创造了不俗的营销战绩，使得这一观念深入人心，曾言之凿凿地对你说过类似话的人可能不止一位。

在现代社会，有没有哪一种营养素像钙那样，获取途径几乎完全依赖单一食物：乳制品。你们可以自己做一个实验：随机挑选 4~5 个人，让他们讲出 3 种富含钙的非乳制品食物，他们很可能连一种都讲不出。

但事实上，有些国家（如日本）的国民曾经在历史上的某段时期完全不食用乳制品，而那时他们也并没有动不动就骨折。即使现在，也有很多国家的国民并不像欧美国家的国民一样有依赖乳制品的饮食习惯，但有趣的是，相比依赖乳制品的欧美人，有时候这些国家的居民的骨骼似乎更强健，骨质疏松症的发病率也更低。是不是有些匪夷所思？下面，让我们来深入探讨一下钙和乳制品的关系。

我们需要摄入多少钙？

西班牙相关机构建议：20~59 岁男性及 20~49 岁女性的钙推荐摄入量为 900 毫克/日，60 岁以上男性和 50 岁以上女性为 1000 毫克/日。但该机构依然没有针对素食者给出具体建议。

事实上，任何一个国家都没有给出针对素食群体的钙推荐摄入量，我们只能默认素食者的钙推荐摄入量应该和非素食群体的一样。

现在，我们来汇总一下世界各国居民的钙推荐摄入量。美国相关机构给出的成年人钙推荐摄入量比西班牙相关机构给出的略高，为 1000 毫克/日。不过，针对钙需求激增的孕期女性，西班牙相关机构给出的钙推荐摄入量为 1200 毫克/日。而在美国相关机构给出的建议中，孕期女性的钙推荐摄入量与普通成年人的一样（怀孕未成年人除外），理由是在妊娠期内，女性身体的代谢会随之调整，钙的吸收率会提高，排出率会降低。这是个有趣的观察结果。

英国相关机构给出的钙推荐摄入量为成年人 700 毫克/日，比美国的数值低了 30%。西班牙、美国、英国的国民都习惯食用乳制品，但为何国民饮食习惯相近的国家给出的钙推荐摄入量会有如此大的差距呢？另外，西班牙由于地理位置特殊，日照时间长，所以理论上国民缺乏维生素 D 的风险会小很多，因为维生素 D 能帮助人体有效吸收钙质。因此，西班牙国民的钙推荐摄入量应该是最低的才对。

欧洲食品安全管理局在 2015 年 12 月公布了欧洲人的钙推荐摄入量：18~24 岁成年人为 1000 毫克/日，25 岁以上成年人为 950 毫克/日。但该机构没有额外给出妊娠期和哺乳期女性的钙推荐摄入量。

至此，各国官方机构给出的成年人每日钙推荐摄入量形成了一个完美的扇形数据图，范围是 700 毫克至 1200 毫克，最高值适用于妊娠期和哺乳期女性。

我们可以试着从这些数据中得出一些确切的结论，不过在这之前，我们先来谈一谈素食者的骨骼健康问题。

素食者缺钙吗？

欧洲癌症与营养前瞻性调查机构牛津分部于 2007 年公布的数据显示，蛋奶素食者骨折的风险与非素食者相同，而纯素食者由于钙摄入量较小，骨折风险略有提高。

然而，一篇发表于 2009 年的综述性论文表示，遵循不同饮食法的人的身体状况在临床上不具有显著的差别，也就是说，纯素食者骨折的风险不会比其他人高。另一项来自相同研究团队的成果表明，尽管与非素食者相比，素食者摄入的钙和蛋白质更少，但其骨密度并不会减小。该团队于 2012 年开展的一项新的研究再次证明了这个结论：执行纯素食法并不会导致人的骨量减少，也不会增加骨折风险。

这个开头看起来还不坏吧。

蔬菜中含有多少钙质？人体能吸收多少？

我们知道，乳制品中的钙有 30%～33% 能被人体吸收，而其他食物中的钙只有 25% 会被人体吸收。人体每天需要 250 毫克左右的钙，因此我们需要吃大量含钙的食物来补充流失的钙，从而保证钙摄入量达标。

对素食者来说，还需考虑钙的生物利用度的问题。事实上，钙的生物利用度很难计算，因为不同食物中钙的吸收率差异极大，而且每个个体的饮食习惯和所处环境都不尽相同，而它们对钙的吸收率的影响也较大。此外，下面一些因素也会影响人体对钙的吸收。

维生素 D：保持维生素 D 水平在正常范围内对人体骨骼健康至关重要，因为维生素 D 可促进人体对钙的吸收。最新研究发现，维生素 D 缺乏症在人群中普遍存在，因此，建议大家每年去医院做一次维生素 D 水平检测（最好在人体维生素 D 水平最低的冬季去）。若维生素 D 水平偏低，可以考虑服用维生素 D 补剂。由于在紫外线照射下，皮肤自身能够合成部分维生素 D，因此建议大家在不做防护措施的情况下每天晒半小时太阳，这样能够有效预防维生素 D 缺乏症。不过，在很多情况下，只采取这一种措施也不够。

健身：相比久坐不动的人，有健身习惯的人的骨密度更大。做一些力量训练和负重训练能有效预防骨质疏松症。

维生素 K：不仅有促进凝血的作用，还能调控骨代谢，促进骨钙蛋白的合成。大豆和许多含钙丰富的蔬菜如绿叶蔬菜、十字花科蔬菜（卷心菜、西蓝花等）也富含维生素 K。

盐：减少盐的摄入能有效预防骨质疏松症，因为摄入过多的钠（盐的主要成分）后，人体会通过尿液排出过多的钙，而减少盐的摄入有助于肾脏重新吸收钙。

镁：镁的一大作用是通过调节成骨细胞来促进新的骨骼形成，同时它还会对角蛋白（促进骨吸收①的激素）起到一定的抑制作用。蔬菜、坚果和全谷物等食物能为机体提供足够的镁。

综上所述，如果一个人体内维生素 D 水平较低、经常久坐、经常摄

---

①骨吸收是指在较低的应力水平下，骨组织的体积和密度逐渐发生下降的生理行为，异常骨吸收易导致骨质疏松症。——译者注

入过多盐和过少蔬菜、体内缺乏镁离子和维生素 K，那就不要先去担心钙摄入量是否充足了，而应先把这些问题解决好。

蔬菜中真的含有钙吗？

我知道我还没有解决这个疑问，但你们要先知道，没必要对此紧抓不放，与我们的骨骼健康息息相关的所有因素其实都要充分考虑。

与前面讲过的铁的情况一样，钙除了要注意摄入量之外，其吸收率也很关键。在表 3-3 中，我比较了几种常见食物中钙的吸收率。

表 3-3　常见食物中钙的吸收率

食物	钙含量/毫克 (每 100 克)	钙吸收率/%	人体吸收的钙量/毫克
牛奶	125	32.1	40.1
强化大豆类饮品①	125	32.1	40.1
白芸豆	102.7	17	17.4
西蓝花	49.2	52.6	25.8
羽衣甘蓝	72.3	58.8	42.5
豆腐 (用钙盐作凝固剂)	204.7	31	63.4

①强化大豆类饮品是指人工额外添加了适量的钙、锌或某种维生素等营养素的大豆类饮料。——译者注

续表

食物	钙含量/毫克（每 100 克）	钙吸收率/%	人体吸收的钙量/毫克
小白菜	92.9	53.8	49.9
杏仁	285.7	21.2	60.5
芝麻	132.1	20.8	27.4
花椰菜	27.4	68.6	18.7
卷心菜	33.3	64.9	21.6

我们可以看出，牛奶中钙的吸收率约为 32%，豆腐中钙的吸收率也接近此数值；西蓝花和小白菜中钙的吸收率达到了 52% 以上，羽衣甘蓝中钙的吸收率约为 59%，而卷心菜和花椰菜中钙的吸收率则分别达到了约 65% 和约 69%；白芸豆和杏仁中钙的吸收率比乳制品中钙的吸收率要低，分别为 17% 和约 21%。

通过对比我们可以知道，尽管牛奶含钙更多，但人喝 100 克牛奶吸收的钙量和食用 100 克羽衣甘蓝吸收的钙量相差无几，而人食用 100 克用钙盐作凝固剂制作的豆腐则能比喝 100 克牛奶吸收的钙量更多。

由此可以确定，食用素食食物能够获取的钙并不少，问题解决。

素食者如何获取所需的钙？

我们先假设一名纯素食者每日至少需要摄入 700 毫克钙，这是英国相关机构给出的成年人每日最低钙推荐摄入量。

这里要明确，从补充营养的角度来说，富含钙的素食饮品和大豆酸奶是有益的，这些产品在今天已经遍布超市货架。当然，有些人更习惯通过食用乳制品来补充钙。无须特意改变自己的饮食习惯，根据自己的喜好来选择食物就可以了。

要找到能满足人体钙需求的食物组合，有一个简单易行的方法——在几天时间内集中摄入多种富含钙的食物，然后检测血液中的钙含量。

以下均为富含钙的植物性食物，成年人每日需摄入6~8份（任意组合或选取一种皆可）。

· 1/2 杯额外添加钙的素食饮品（120 毫升）

· 1 杯大豆酸奶（125 克）

· 50~60 克用钙盐作凝固剂制作的豆腐或 100~120 克用镁盐作凝固剂制作的豆腐

· 55 克杏仁

· 250 克用富含钙的蔬菜（西蓝花、卷心菜、羽衣甘蓝等）做的沙拉

· 200~220 克富含钙的熟豆子（大豆、白腰豆、黑豆等）

· 80~100 克全麦面包

在钙的吸收率问题上我们需要注意以下几点。

首先，许多素食食品中含有的植酸和草酸会阻碍钙的吸收，铁也存在相同问题，因为植酸和草酸会与金属离子结合，生成人体无法吸收的

不溶性化合物。不过，改变烹饪方式有助于抑制这些物质的作用，提高食物中钙的吸收率。

　　植酸主要存在于全麦食物、坚果、豆类和种子的壳中，一些简单的烹饪方法如长时间炖煮、发酵、浸泡、催芽和烘焙就能够抑制植酸的作用，全麦面包就是个极好的例子。一方面，它经历了双重发酵，部分植酸已被酵母菌降解；另一方面，长时间的烘焙又使大部分剩余的植酸无法发挥作用。因此，与用全麦粉制成但未经发酵的可丽饼或马卡龙相比，全麦面包所含的钙能更好地被人体吸收。浸泡也是一种有效抑制植酸作用的手段，可以用在谷物（如糙米）、生坚果和大部分豆类上。催芽这种手段也可以应用在谷物或豆类上，能极大地提高食物中营养素的吸收率。催芽指的是将谷物或豆子长时间浸泡，直到有嫩芽长出。在生素食法中，这种烹饪方法很常见。

　　部分蔬菜中还存在另一种抗营养素——草酸。它对铁吸收的抑制作用不大，但对钙吸收的抑制作用非常强。草酸多存在于绿叶蔬菜中，如莙荙菜和菠菜，另外，可可豆、食用大黄、欧芹和甜菜中也含有草酸。因此，尽管菠菜的钙含量高，也确实有部分人主要通过食用菠菜来获取钙，但我们一定要知道，菠菜中钙的吸收率不高，草酸的阻碍作用会使钙的吸收率降到 5%。这样看来，与菠菜相比，其他蔬菜（如羽衣甘蓝、卷心菜、小白菜、萝卜叶、西蓝花等）为人体提供的钙反而更多。因此，我建议将各种蔬菜搭配起来食用，多吃营养素吸收率高的蔬菜，并避免将草酸含量高的食物与钙含量高的食物放在一起食用。

　　其次，建议种子不要带壳直接吃。因为带壳的种子不太容易被消化，这会导致我们无法获取种子中的营养。最好是直接食用用种子制成的酱（如芝麻酱），或将种子经研钵或咖啡豆研磨机充分磨碎后食用。

最后，我要说明的一点就是，还有人认为蛋白质（特别是动物性蛋白质）丰富的饮食容易导致骨骼中的钙流失严重，因为他们认为动物性蛋白质会使血液的 pH 值降低，进而促使骨骼中的钙离子流失，进入血液，以中和血液骤降的 pH 值。

但这个理论是错误的，因为蛋白质是骨基质的组成部分，而且它还会调节人体钙的吸收，不会影响骨骼健康。一篇发表于 2009 年的综述性论文表示，目前，并没有科学研究证明血液的 pH 值降低会影响人体的钙平衡，导致骨量减少。同样，2012 年，一篇发表于《欧洲临床营养学杂志》的论文也断言，蛋白质丰富的饮食对人体的钙平衡和骨骼健康都没有影响。

因此，我给出的建议是，在日常饮食中应保证适当的蛋白质摄入量，并不需要用少吃或不吃动物性蛋白质的方式来预防骨质疏松症。

维生素 D 的情况如何？

我们已经知道，如果人体内没有足够的维生素 D，那么仅靠摄入足量的钙是没有用的。欧洲癌症与营养前瞻性调查机构牛津分部于 2011 年指出，虽然与杂食者相比，纯素食者体内的维生素 D 水平普遍较低，但仍位于正常区间内。2009 年的一项研究也显示，素食者体内的维生素 D 水平正常。不过还有研究发现，皮肤颜色较深的人确实存在维生素 D 水平较低的风险，所以需要摄入更多维生素 D，而且其晒太阳的时间也要相应延长。

在我所处的国家——西班牙，目前并没有针对素食群体体内维生素 D 水平的专项研究，不过我曾经推测，西班牙国民无论是素食者还是非素食者，一般不会出现维生素 D 水平经常低于正常值的情况，因为西班牙的日照时间比英国和美国大部分地区的日照时间都要长得多。然而，西班牙骨骼研究与矿物代谢学会和相关协会于 2011 年共同发表的一份报告（关于人体维生素 D 需求量和正常值的研究）指出，许多西班牙人体内的维生素 D 水平低于正常值。西班牙的年轻人维生素 D 缺乏症的发病率大约为 30%，老年人的发病率约为 87%，中年人为 50%～70%。发病率这么高，大概是因为西班牙市场上售卖的额外添加维生素 D 的食品比较少。

素食群体可以通过调整饮食、晒太阳和在必要时服用维生素 D 补剂让体内的维生素 D 水平维持在正常区间内，这个建议对非素食群体也同样重要。我在上文提到过，建议大家每年对体内的维生素 D 水平进行一次检测，尽管美国预防医学工作组在临床指南中表示，并不是所有人都必须进行维生素 D 水平的检测，但我个人认为，每个人都应该结合自身的病史、饮食习惯和生活方式简单判断一下自己是否缺乏维生素 D。如果发现问题，一定要去医院就诊。

下面，我来讲一下关于维生素 D 补剂的知识。维生素 D 家族中有两名重要成员——维生素 D_2 和维生素 D_3。前者又名麦角钙化醇，主要存在于植物性食物中；后者又名胆钙化醇，主要来自动物性食物。虽然已有多项研究证明，维生素 D_2 和维生素 D_3 在作为补剂摄入时效果是相同的，但事实上，维生素 D_3 似乎能更好地被人体吸收。

维生素 D_3 补剂大多来自动物性食物，不适合素食者。所幸还有部分适合纯素食者的维生素 D_3 补剂，它们提取自经紫外线照射的地衣或菌类，在一些特殊商店可以买到，也可以通过网购获得。

在选购维生素 D 补剂时，必须注意以下两点：第一，严格按照医生或营养师开具的剂量购买；第二，有一部分维生素 D_3 补剂提取自绵羊羊毛的油脂，它们也贴着素食标签。绵羊油与鱼油有本质的不同，获取它不需要杀死绵羊，而获取鱼油则必须先杀鱼。所以，这种来自羊毛油脂的补剂被贴上了素食标签。不过，这张素食标签可能会迷惑那些纯素食者。因此，纯素食者必须找到适合自己的标签（如纯素食标签），素食标签并不适合他们。

要注意的是，与通过饮食或补剂摄入维生素 D 相比，晒太阳是维持人体维生素 D 水平正常的最重要的手段。

小结

素食者要保证每日饮食中有富含钙的食物，要多锻炼身体，经常检测体内的维生素 D 水平以确保正常，要多吃水果蔬菜，以确保摄入足量的镁和维生素 K。

要判断你的饮食是否能够满足身体每日的蛋白质需求和总能量的需求，与关注钙含量相比，我们更应该关注饮食中维生素 D 的含量。

现在，素食法看起来总算不那么难执行了，对吧？

第 **4** 章

素食者会缺乏 ω-3 脂肪酸、锌和
其他营养素吗?

在上一章中，我们详细分析了一般素食者普遍关心的几种营养素。在这一章中，我们将步入下一阶段，了解一下只有专业人士才会关心的几种营养素。

ω-3 脂肪酸就是其中一种，但现有研究还不够深入，目前我们很难就这种营养素给出确切的使用建议。

可以肯定的是，在未来几年，新的研究会开疆拓土，而我们现有的一些结论可能将被推翻。在接下来的阅读中，一定要始终记得我说的这句话。

目前，对服用 ω-3 脂肪酸补剂这一行为，既有人赞成也有人反对，我试着采取中立态度。

首先，我们得弄明白基本问题。

素食者缺乏 ω-3 脂肪酸吗？

ω-3 脂肪酸是人体必需的一类多不饱和脂肪酸，必须从食物中获取，因为人体自身无法合成。

ω-3 脂肪酸家族共有 6 位成员，但以下 3 位需要我们特别关注。

ALA（α-亚麻酸）：大量摄入时，经 β 氧化等作用可生成高活性物质并储存起来，主要生成物是 DHA。ALA 常见于核桃、亚麻籽、奇亚籽中，其他种子、坚果和豆类（如大豆）中也有少量存在。

EPA（二十碳五烯酸）和 DHA（二十二碳六烯酸）：多存在于鱼油、部分藻油、母乳中和草饲动物体内。

有人认为，多吃富含 ALA 的植物性食物就可以了，因为人体会进行一系列代谢反应，将 ALA 转化为 EPA，再进一步将 EPA 转化为 DHA。但这个想法只对了一半，人体代谢可没有你想象得那么简单。

首先，人们对 ALA 转化为 DHA 的代谢过程一知半解。可以确定的是，该代谢过程发生在肝脏和大脑中，但转化率不确定，因为等量的 ALA 并不是每次都能转化为等量的 DHA。转化首先发生在肝脏中，但它是如何激发的，依然是未解之谜。人体摄入的大部分 ALA 会以脂肪的形式储存在体内，而且大部分都会被氧化，只有剩余的一小部分才会被转化为 EPA 和 DHA。这就引出了一个问题：ALA 作为人体必需的脂肪酸，为何主要被人体视作能量来源而非被用来合成 EPA 和 DHA？相较于将 ALA 转化为需要进行特殊代谢才能产生的脂肪酸，人体似乎更喜欢将 ALA 转化为那些从其他饮食中也能获取的脂肪，这不是很不明智的行为吗？为何人体将储能的需求放在了首位？难道由这一小部分 ALA 转化而成的 DHA 已经够人体使用了？对于这些疑问，科学界并没有解答，而且我们至今也不知道人体 DHA 的最低水平应为多少，也不知道体内 DHA 水平低于多少即为患上 DHA 缺乏症并会出现临床症状。

ω-3 脂肪酸对人体机能的正常运作有什么样的作用？我们已经知道，它能有效抑制炎症、细胞氧化损伤以及血管疾病的发生，其中，DHA 是视网膜和中枢神经系统的重要构成成分，对胎儿和婴儿的生长发育至关重要。此外，还有人认为它能帮助中老年人预防神经退行性疾病。

素食者血液中含有多少 DHA？

在执行素食法和其他不吃鱼类的饮食法时，从植物性食物中获取 ALA 是人体获取 DHA 的主要方式。这里我要多说一句：认为杂食性饮食能够保证体内 DHA 处于较高水平的想法，不过是天方夜谭。

非素食群体的餐桌上并不常见到高脂鱼类，很多人甚至几乎不吃高脂鱼类，而高脂鱼类的 DHA 含量较高。西方国家的大部分国民也很少食用草饲动物的肉，常吃的肉基本来自谷饲动物，而谷饲动物体内的 DHA 少得可以忽略不计。研究普通人体内 DHA 水平的相关资料很少，因为 DHA 水平不是常规体检项目。2010 年，欧洲癌症与营养前瞻性调查机构诺福克郡分部针对执行不同饮食法的人体内的 ω-3 脂肪酸水平进行了调研，这些人中包括鱼食者、肉食者（戒鱼）、素食者和纯素食者，总人数为 14422 人。尽管每个群体的 ω-3 脂肪酸摄入量差异很大，其中鱼食者的摄入量最大，但他们体内的 ω-3 脂肪酸水平却没有预想中那么高。研究者指出，素食者和纯素食者体内 ALA 转化为 DHA 的效率可能更高，这是否因为 DHA 摄入量低会诱发代谢适应，从而使 ALA 转化为 DHA 的效率提高？存在这种可能，但目前并没有科学定论。

由此可见，迄今为止，科学界也没有设定人体 DHA 的最低值，素食群体也没有出现 DHA 缺乏的相关病症。我们不了解 DHA 水平高或低所代表的临床意义，也不确定人体含有多少 DHA 才算健康。但是，在推荐 DHA 补剂之前，不是应该先弄清楚这些问题吗？看来，研究之路依然任重道远。

不过，下面这个与 ω-3 脂肪酸息息相关的健康问题值得我们讨论。

素食者体内的 DHA 含量低会增加罹患心血管疾病的风险吗？

2014 年，《美国临床营养学杂志》刊载了一篇论文，研究者桑德斯教授先抛出了一个问题：提取自植物性食物和海产品的 ω-3 脂肪酸补剂会降低人体患心血管疾病的风险吗？在分析主题、评估现有研究、开展随机对照试验后，他得出了以下结论。

　　素食者血红细胞中的 DHA 含量比杂食者更低，这是因为素食者难以从食物中获取 DHA。尽管前者缺乏 EPA 和 DHA 的直接摄入，但他们罹患心血管疾病的风险比后者要低。综上，根据现有的科研成果，我不推荐纯素食者和素食者为了预防心血管疾病而额外服用 EPA 或 DHA 补剂。

桑德斯教授说得太好了。

事实上，这并非桑德斯教授首次关注这个问题。早在 2009 年，他就发表了关于素食者体内 DHA 水平的研究性论文，论文指出，尽管素食者摄入的 DHA 较少，但没有证据表明这会使其出现不良反应或影响其认知能力。

在《美国临床营养学杂志》2014 年 7 月刊载的一篇论文中，另一名研究者哈里斯先生也首先抛出了同样的问题：素食者有必要努力让体内的 ω-3 脂肪酸达到正常水平吗？最后的答案是有必要。原因是，这样素食者就能够享受 ω-3 脂肪酸带来的好处了。此外他还强调，执行纯素食法和素食法能够降低人们患心血管疾病的风险。不过，当我们查阅了作者的背景资料后，事情就明朗了许多：该研究者同时服务于两家公司——一家是提供 ω-3 脂肪酸水平检测服务的公司，一家是售卖 ω-3 补剂的公司。这再次提醒了我们，在引用研究资料的同时，也有必要认清它们背后的利益关系。

早在 2009 年，门格德教授就已经在研究中提出了疑问：素食者是否应该通过吃鱼来预防心血管疾病？对此他做出了如下陈述。

对素食者来说，没有研究数据表明 EPA、DHA 或 ALA 补剂具有潜在的治疗效果。总体而言，目前没有足够证据证明为了预防心血管疾病而服用 ω-3 脂肪酸补剂这一做法是正确的。不过，目前正在进行的诸多研究工作或许能在将来提供更多信息。

正如上文已经提过的，截止到 2014 年，陆续又出现了多篇持相同观点的论文。

此外，一项开展于 2014 年 3 月的研究将蛋奶素食者作为研究对象，将其分为两组，一组食用鸡蛋，另一组食用核桃。研究者比较了两组研究对象的与心血管疾病患病风险相关的各项指标，结果表明，尽管食用鸡蛋组体内的 DHA 水平更高，但食用核桃组的患病风险指数更低。

还有一篇论文源自一项先导性研究，该研究采用干预性研究方法，限制非素食群体肉类和鱼类的摄入，并观察他们的情绪是否受到影响。该研究得出的结论如下。

> 不挑食的现代人如果减少畜肉类、鱼类和禽肉类的摄入，情绪能得到改善。这项研究应该继续深入，因为减少畜肉类、鱼类和禽肉类的摄入不仅能改善情绪、降低患病风险，而且还对环境有益。

你看，成为素食者不仅能为环保做贡献，还能让心情更加愉悦。注意，如果你是鱼食者（戒肉），尽管体内的 DHA 水平高，但情绪并不会得到改善。当然，这只是先导性研究，仅仅提出了一个假说，并不能充当严肃的科学定论，但这个假说听起来太美妙了，不是吗？

另外，美国卫生部下属的补充替代医学国家中心已经表明，没有确切证据显示服用提取自鱼油的 ω-3 脂肪酸补剂能有效预防心血管疾病或缓解任何其他病症。

DHA 与认知功能的关系

现在，我们已经知道，无须为素食者的心血管健康和其体内的 DHA 水平提心吊胆。那 DHA 与人体的认知功能又是何关系？

在我看来，大家对这一问题的看法分歧较大。这是正常现象，因为尽管科学界针对人体的认知功能展开了诸多研究，但仍没有得出确切的结论。我指的是面向所有人的研究，而非素食群体。

本节有两个核心问题：第一，较低的 DHA 水平会影响素食儿童的认知神经发育吗？第二，较低的 DHA 水平会影响成年人的心理健康，进而导致神经退行性疾病吗？

这两个问题都很难回答。

就第一个问题而言，一方面，没有证据表明素食者（包括素食母亲生下的孩子）体内较低的 DHA 水平会影响其认知功能或身体健康。另一方面，虽然一篇综述性论文指出，健康的非素食儿童在服用 DHA 补剂后认知功能和行为能力都获得了提升，但这篇文章引用的论文中有一半都提出了中立的观点。而另一篇更新、更详尽的综述性论文非但没有支持上述观点，反而揭示了针对婴幼儿群体开发的 DHA 补剂市场的一本万利现象，希望消费者提高警惕。注意，这里依然指的是针对非素食儿童的研究，而非素食儿童。

对第二个问题来说，关于 DHA 能够预防阿尔茨海默病和认知功能衰失的作用，一篇发表于 2012 年的综述性论文指出，并没有充足的证据证明 ω-3 脂肪酸能够缓解阿尔茨海默病，而且服用补剂也并不能改善认知功能。虽然这篇论文针对的也并非素食群体，但这已经是我能找到的绝无仅有的相关研究资料了。

综上所述，素食者体内的 DHA 水平尽管比鱼食者（戒肉）要低（注意，并不比所有的杂食者低），但没有必要额外服用补剂，况且我们连人体 DHA 水平的最低值是多少都没弄清楚。尽管如此，我们还是有几个问题需要注意。

如何从素食饮食中获取 ω-3 脂肪酸？

首先，确保从植物性食物中获得充足的 ALA，并控制 ω-6 脂肪酸的摄入量，因为它会和 ω-3 脂肪酸竞争参与代谢的酶。发达国家的饮食方式往往会导致 ω-6 脂肪酸摄入过量，从而影响 ω-3 脂肪酸的代谢，使其无法发挥作用。因此，在保证摄入适量 ω-3 脂肪酸的同时，一定要注意控制 ω-6 脂肪酸的摄入量。

目前，只有美国公布了针对美国素食者的 ALA 推荐摄入量，但不同国家的国民饮食习惯不同，如美国人的饮食习惯与西班牙人的饮食习惯就不一样，两个族群血脂谱（lipid profile）的情况也很不一样。因此，这个 ALA 推荐摄入量并不能照搬使用。西班牙人普遍使用的橄榄油中主要含有多种 ω-9 脂肪酸，ω-9 脂肪酸与 ω-6 脂肪酸不同，它不会与 ω-3 脂肪酸争夺代谢酶。美国人通常使用菜籽油等富含 ω-6 脂肪酸的食用油,因此美国人体内的 ω-6 脂肪酸含量普遍比使用更健康的橄榄油的西班牙人高。因此,在保证 ω-3 脂肪酸的摄入量达标的同时,美国人还需要减少 ω-6 脂肪酸的摄入量,而西班牙人则无须太过担心这个问题。

多年前,素食群体得到的相关建议就是要适度减少富含 ω-6 脂肪酸食物的摄入,因为 ω-6 脂肪酸会与 ω-3 脂肪酸争抢代谢酶,只有限制前者,才能保证后者在人体内的含量,从而提高 ALA 到 DHA 的转化率。一篇发表于 2015 年的综述性论文对此有很好的总结,文中写道,尽管还需开展更多相关研究,但适度减少富含 ω-6 脂肪酸食物的摄入在目前来看依然是最好的饮食建议。

为了维持体内 ω-6 脂肪酸和 ω-3 脂肪酸的平衡,为了从植物性食物中获取足量的 ALA,我建议素食者要做到以下几点。

1. 减少使用富含 ω-6 脂肪酸的食用油,包括菜籽油(葵花子)、花生油、大豆油、人造黄油和其他人造油脂。西班牙把橄榄油作为推荐用油是有道理的,因为橄榄油的 ω-6 脂肪酸含量很低。

2. 根据西班牙营养、食品和饮食联合协会(FESNAD)对欧洲民众给出的建议——ALA 的摄入量应为 1~1.5 克/日,我们每日需要吃 10~15 克核桃、5~8 克磨碎的亚麻籽或 2.5~5 克亚麻籽油。

除了上述 3 种食品之外,奇亚籽也含 ALA,但我在这里没有推荐,因为在西班牙市场上较为罕见、价格昂贵的奇亚籽的 ALA 含量较亚麻籽更少。

还有一项研究结论(虽然不是定论)不妨一听,就是姜黄能极大提高 ALA 到 DHA 的转化率。研究者指出，经常将姜黄与富含 ALA 的食物同食等同于摄入鱼类，因此，这样做可以减少鱼类的摄入量，甚至可以完全戒除鱼类。

如果考虑服用 DHA 补剂，那么每天服用 200～300 毫克较为合适。不过我认为普通素食者没必要这样做，老年素食者和罹患部分慢性疾病的素食者可以考虑服用补剂。

最后需要指出，在西班牙，孕妇一般会被推荐服用 DHA 补剂，素食孕妇可能也会得到类似的医嘱。所以，医务人员就有必要了解哪些现有的 DHA 补剂适合素食孕妇（千万不能向她们推荐提取自鱼油或磷虾油的产品）。此外，医务人员还应积极探寻市面上面向纯素食者的产品，如微藻油 DHA 补剂。

对本节讨论的话题很有兴趣的读者，我要对你们说的是：如果确实需要补充 DHA，那就服用补剂吧。

关于锌的一些传言

与 DHA 相比，锌的争议性就小很多，尽管它也是素食者需要关注的微量营养素之一。

植物性食物中锌的含量普遍不高，况且植酸的存在还会降低锌的生物利用度。一篇发表于 2013 年的综述性论文分析了素食法与人体内锌含量之间的关系，最后得出结论——素食者体内的锌含量比一般人要低很多。不过，不同的素食者在饮食方面可能会有很大差异，因此该结论对我们来说用处不大，因为没有经过精心规划的素食法也会带来诸多问题，就像未经合理规划的杂食性饮食会带来问题一样。两者的共同问题在于毫无规划，而非饮食法本身。

例如，研究者在部分发展中国家进行素食群体健康状况的研究时会发现，这些国家的国民普遍缺锌等营养素。但其原因是这些国家经济较不发达，食物不充足，国民的饮食不够健康，而不是因为他们执行了素食法。就像我在第一章中提到过的，在进行与饮食法相关的研究时，一定要搞清楚这项研究是针对哪些国家的国民开展的，这很重要。

2015 年，新西兰的一项研究致力于分析素食法会对人体内的锌水平造成何种影响，但也没有得出科学定论。不过，研究者还是表示，向素食者提出相关饮食建议时，必须持谨慎的态度。

我们在执行素食法时，只要摄入的食物充足，锌的生物利用度似乎不是问题。研究发现，素食者较低的锌摄入量反而会引发代谢适应，使人体能够留住更多的锌。因此，尽管锌的摄入量较低，但与非素食群体相比，素食群体的锌缺乏风险并没有更高。因此，我认为，只要保持健康的饮食习惯，素食者无须额外补充锌。

从哪些食物中能获取锌呢？富含锌的食物包括全谷物、豆腐、天贝、豆类、坚果和种子，对蛋奶素食者来说，乳制品也是很好的锌获取源。

我知道，现在你已经对浸泡、催芽、发酵和炖煮这几种烹饪手段很熟悉了，在这里我要告诉你，这几种烹饪手段还能阻碍锌与植酸结合，从而提高锌的生物利用度。此外，将富含锌的食物与富含维生素 C 的食物同食，还能提高锌的吸收率。

碘盐和藻类

在西班牙的有些地区，碘缺乏症的发病率很高，因此西班牙政府采取了多种措施来降低这些地区碘缺乏症的发病率。例如，在 20 世纪 90 年代，阿斯图里亚斯自治区曾在学校食堂大力推广碘盐的使用。另外，西班牙政府还建议孕期女性补充碘补剂，而建议普通人群多食用碘盐。

目前并没有对西班牙素食者体内碘水平的专项研究，而由于各国国情不同，其他国家开展的研究对西班牙素食者来说没有太大的参考价值。因此，关于如何补充碘，我对素食群体提出的建议跟非素食群体完全相同——多使用碘盐。

有些人会问，若食用海盐，是否就能获取足量的碘？因为从海水中提取的盐应该含有很多碘才对。但他们想错了，经过提纯和精炼，海盐中的碘已经被去除殆尽，或仅保留下来一小部分。而没有经过精炼的粗海盐的含碘量也很低，因为其依然会经历提纯的过程。记住，只有包装上标注了"含碘"二字的盐才能提供足量的碘，其他盐的含碘量都很低。

为什么不通过吃藻类来补充碘？

目前，藻类在餐饮市场上很火，不再只是出现在日料餐厅中的珍奇食物了。西班牙的加利西亚自治区也开始生产海藻，人们在很多大型超市中都能买到。

你们肯定经常听到这种说法：海藻富含微量营养素（包括碘）、维生素和膳食纤维，脂肪含量和能量都很低，对人体极有益处。听上去好像只要每天吃海藻，体内的维生素和微量营养素就会很充沛，但其实这种说法只对了一半。

我不推荐仅为了获取碘而食用海藻，因为海藻中的碘含量往往超过了卫生部给出的规定值，碘摄入过量反而会影响健康。我经常对前来咨询的患者说，最好不要把海藻当成一餐中的主要食物，而应把它当作配菜食用。注意，对于不太习惯摄入过多碘的族群来说，突然开始定期吃大量海藻，可能会引发健康问题。

要知道，即使在国民经常食用大量藻类、已经习惯了这种饮食方式，并且其身体能够很好地适应碘摄入过量的国家（如日本），碘摄入过量依然会给国民带来诸多健康问题。

想象一下，如果一个人长期缺碘，体内突然涌入了大量的碘，这对代谢系统是怎样的冲击。

此外，藻类经常会受到重金属污染，因此也不建议大家常吃。

最后总结一下，不要为了补充营养素而吃海藻，不要因为认为海藻是"万能药"就频繁将其加入我们的日常饮食中。因为海藻中高含量的碘可能对人体有害，而海藻中的其他营养素我们都能通过健康的饮食方便地获取。

如果你营养不良的问题是饮食习惯不好导致的，千万不要寄希望于通过吃海藻来解决，因为从来没有任何一种单一食物能够弥补不健康的饮食方式对人体造成的损害。

牛磺酸和肉碱

牛磺酸和肉碱并非人体必需的营养素，因为机体能通过半胱氨酸合成前者，通过赖氨酸和甲硫氨酸合成后者。研究发现，素食者体内的血清牛磺酸水平较低，因为植物性食物中并不含牛磺酸。不过，既然能通过别的氨基酸合成，素食者就无须太担心体内的牛磺酸水平和肉碱水平。这一情况即使对素食儿童来说也是一样的。

只要蛋白质摄入量充足，身体就有足量的半胱氨酸、赖氨酸和甲硫氨酸来合成牛磺酸和肉碱。

肌酸

人可通过食用动物性食物来获取肌酸，此外，人体还可以通过某些特定的氨基酸（精氨酸、甲硫氨酸和甘氨酸）来合成肌酸，如婴儿就能通过这种方式满足身体 90% 的肌酸需求,剩余的 10% 则由母乳满足。肌酸在以牛奶为原料的配方奶粉中含量较高,而在大豆蛋白配方奶粉中含量较低。不过,尽管如此,食用后者并不会导致健康问题。

胆固醇也是同样的情况,即便完全不从食物中摄取,人体自身也能合成,即无须额外补充。

大部分肌酸存在于人体的肌肉中,它与磷酸基结合生成磷酸肌酸。磷酸肌酸可以辅助为人体供能。因此,肌酸是运动员使用最多的一种补剂(指的是一般运动员,而非素食运动员),也是经研究证实对人体有效的少数补剂之一。但现在我们先不聊运动员的话题。

首先要告诉大家的是,虽然确实存在患先天性肌酸缺乏综合征的人,不过在大多数情况下,人体缺乏肌酸并不具有病理意义。这点和其他营养素不同,如缺乏铁会导致缺铁性贫血,缺乏维生素 C 会导致维生素 C 缺乏症等。

现有的针对素食者体内肌酸水平的主要研究发表于 1989 年,而关于肌酸与运动能力关系的研究则层出不穷。这说明素食者的肌酸水平问题得到的关注不多。

在我们并不明确一种营养素在体内的标准水平是多少的情况下,还要向此种营养素水平普遍较低的群体推荐服用相关补剂,不是很不负责任的做法吗?因为可能该种营养素水平的高低对人体并不构成影响。举个例子来说,素食者血液中的抗氧化剂水平比健康的非素食者的要高,但人们并不会推荐后者服用抗氧化剂补剂。

或许你们认为,探究肌酸和素食者关系研究的关注点都在肌酸可提高运动能力方面，但也有几个例外。

2011 年的一项研究探究了肌酸补剂如何影响素食者和非素食者的认知功能。在试验中，素食者组在服用了肌酸补剂后，记忆力有所增强。在试验之前，素食者和非素食者两组的记忆力水平差不多，而在服用补剂后，前者的记忆力水平超过了后者。该研究的结论是：素食者对肌酸补剂更为敏感，而非他们的大脑没有非素食者强健。但必须提到的是，研究者自己都对该结论持怀疑态度，因为研究方法是让两组人背诵单词，但这些单词可能在难易程度上本来就存在差异。另外，可能还有其他因素影响了试验结果。

2014 年开展的一项研究比较了素食者和非素食者大脑中的肌酸水平。研究者总结道："尽管素食者摄入的肌酸较少，但两个群体大脑中的肌酸含量相差无几。"因此我们可以得出结论——从饮食中获取的肌酸并不会影响健康个体大脑中的肌酸水平，因为通常情况下，大脑中的肌酸主要由人体自身合成。"

研究者还补充说，其研究对现有观点既有所颠覆又有所支持，颠覆的是"肌酸补剂对素食者的认知功能有益处"，支持的是"大脑中的肌酸主要由人体自身合成，而非来自食物"。

但是，一项 2003 年的研究则支持现有的第一种观点，认为肌酸补剂有益大脑。不过，该研究的控制组和干预组均为素食者，不知道非素食者的情况是否也是如此？

那么，素食者究竟需不需要系统性地补充肌酸呢？答案很简单，不需要。

如果我是运动员，要补充肌酸吗？

如果你是职业运动员，无论你是素食者还是非素食者，我都建议你找运动营养学领域的营养师进行咨询，他能根据你的个人情况给出正确的建议，告诉你是否需要补充肌酸或别的营养素。素食运动员服用肌酸补剂确实能够增强运动能力，如果专业营养师这么建议，你大可放心服用。

不过你一定要记住，健康的饮食比补剂更重要。搭建房屋时，你一定不会想从屋顶建起。如果你的饮食习惯糟糕透顶（无论是否执行素食法），那么吃再多的营养补剂也救不了你。

总结

事实上，为了保证上文提及的所有营养素都摄取充分，你可以遵循以下几条简单的饮食建议。

1. 确保多吃营养丰富的食物，少吃只能给人体提供能量的食物。我相信读到这里，你应该已经明白哪些是营养丰富的食物了，我也再说一遍：蔬菜、水果、豆类和豆制品、种子、坚果、全谷物和优质油脂（如特级初榨橄榄油和牛油果）。

2. 交替吃生蔬菜和煮熟的蔬菜，因为它们各有益处，它们都应该被纳入你的日常饮食中。多吃绿叶蔬菜和十字花科蔬菜（花椰菜和西蓝花)。

3. 浸泡、催芽豆类和谷物，发酵面团，烘焙坚果，将种子磨碎等都能帮你更好地获取食物中的养分。

4. 将含有优质蛋白质的食物作为主食。

5. 多健身，多晒太阳。

6. 多喝水。

7. 服用维生素 B_{12} 补剂，这一点我们将在下一章充分讨论。

第 **5** 章

素食中的维生素 B_{12}

> 想要成大事，必先找对方法，找不
> 到方法，不过是借口。
>
> ——阿拉伯谚语

在这一章的论述中，我将持更为严谨的态度。

维生素 B_{12} 是素食饮食者关注的焦点，无数素食论坛及素食书都对它谈论不休，所有与素食有关的节目都会聊起它，所有针对素食者的饮食建议都推荐了它。是的，维生素 B_{12} 确实至关重要。

而对于是否需要服用维生素 B_{12} 补剂这一问题，人们看法不一。有不赞成的，有支持的，也有对此一无所知的。

我想先直截了当地摆出我的观点：素食者必须补充维生素 B_{12} 补剂，或者至少应该多吃富含维生素 B_{12} 的食物，不过后一种方法在我看来不是最佳选择，原因我会在后面讲。关于维生素 B_{12} 的真相就是这么简单，目前的科研成果也已经充分证明了这一点。如果你不重视补充维生素 B_{12}，那就是拿自己的健康开玩笑。维生素 B_{12} 补剂对人体没有副作用，价格还很便宜。成年人如果想要赌上自己的健康坚持不补充维生素 B_{12}，当然有权自由行事，不过请对自己的孩子负责，也就是说，无论是蛋奶素食儿童还是纯素食儿童，都要补充维生素 B_{12}。

需要特别指出的是，2013 年和 2014 年的研究都发现，蛋奶素食群体普遍存在维生素 B_{12} 缺乏的现象，急需补充维生素 B_{12}。研究者们表示："完全耗尽体内的维生素 B_{12} 需要很长时间，可是一旦耗尽，人体会迅速出现相关病症，其中有部分病症对人体产生的损伤将是不可逆的。"

人们通常秉持的"蛋奶素食者不需要补充维生素 B_{12}"的观点已经过时了。你们知道为了满足人体维生素 B_{12} 的需求，每天要吃多少乳制品和蛋类吗？经常听到有人说，每周吃一两个鸡蛋或一点奶酪就足够了，真是大错特错。

首先，我们来看看非素食者的每日维生素 B_{12} 需求量是多少。近年来，欧洲食品安全局发布了最新数据：15 岁以上人群的维生素 B_{12} 需求量为 4 微克/日，孕期女性的维生素 B_{12} 需求量为 4.5 微克/日，哺乳期女性的维生素 B_{12} 需求量为 5 微克/日。该数据与 2010 年西班牙营养、食品和饮食联合协会发布的《西班牙国民膳食参考摄入量》中的数据相比高了将近一倍。当时的数据为：14 岁以上人群的维生素 B_{12} 需求量为 2 微克/日，孕期女性的维生素 B_{12} 需求量为 2.2 微克/日，哺乳期女性的维生素 B_{12} 需求量为 2.6 微克/日。

　　根据西班牙食品成分数据库给出的信息，我们再来看看鸡蛋和部分乳制品中到底含有多少维生素 B$_{12}$（表 5-1）。

表 5-1　鸡蛋和部分乳制品的维生素 B$_{12}$含量

食物	维生素 B$_{12}$含量/微克
熟鸡蛋（1 个 50 克左右）	0.6
全脂牛奶（100 克）	0.3
半脱脂牛奶（100 克）	0.4
脱脂牛奶（100 克）	0.22
纯天然酸奶（125 克）	0.37
里考塔奶酪（100 克）	0.78
鲜奶酪（100 克）	0.66
软质奶酪（100 克）	1.4
半硬质奶酪（100 克）	1.5
硬质奶酪（100 克）	1.5
蓝纹奶酪（100 克）	0.59

　　如果靠吃鸡蛋补充维生素 B$_{12}$，要达到西班牙营养、食品和饮食联合协会给出的标准，我们每天必须吃 3 个鸡蛋；若要达到欧洲食品安

全局发布的标准，我们每天要吃 6 个鸡蛋。这显然不太可行，你们觉得呢？

1 杯的半脱脂牛奶（约 206 克）仅提供 0.88 微克的维生素 B_{12}。如果靠喝脱脂牛奶补充维生素 B_{12}，要达到西班牙营养、食品和饮食联合协会的标准，我们每天要喝超过 2 杯的半脱脂牛奶；而要达到欧洲食品安全局给出的标准，每天要喝 4 杯半的半脱脂牛奶。

酸奶也存在同样的问题，仅仅为了达到西班牙营养、食品和饮食联合协会给出的标准，我们每天就要喝 5 杯以上的酸奶，更不要说达到欧洲食品安全局的标准了。至于各种奶酪，我就不再计算了，因为种类委实很多，而你们也看到了，它们提供的维生素 B_{12} 其实不多。

在欧洲食品安全局给出最新推荐值以前，我曾做过估算，发现每天食用 2 种乳制品及鸡蛋或食用 3 种乳制品有助于让维生素 B_{12} 的摄入量达标。例如，1 个鸡蛋、1 杯的半脱脂牛奶和 50 克鲜奶酪可以提供 1.8 微克维生素 B_{12}，但这还没有达到最低值。而欧洲食品安全局的数据出来以后，我发现除非一天只吃乳制品和鸡蛋，否则维生素 B_{12} 的摄入量几乎不可能达到他们给的标准。

所以，即使是蛋奶素食者也必须服用维生素 B_{12} 补剂。

下面，我们逐步来讲解。

维生素 B_{12} 是什么？从哪里获取？

维生素 B_{12} 又称钴胺素，是一种源自细菌的水溶性维生素。

维生素 B$_{12}$对人体至关重要，它是维持神经系统功能正常的必不可少的维生素，同时，它还能促进红细胞生成，参与 DNA 的合成与蛋白质的代谢。

含有能被人体充分利用的维生素 B$_{12}$的食物主要是动物性食物，如肉类和肉制品、淡水鱼类和海鲜、蛋类和乳制品等。尽管蜂蜜也属于动物性食物，但它并不含维生素 B$_{12}$。

部分植物性食物被普遍认为含有维生素 B$_{12}$，如藻类（特别是螺旋藻）、啤酒酵母、发酵食物等。但必须指出，这些食物中含有的并不是可直接作用于人体的活性维生素 B$_{12}$，而是类咕啉化合物和维生素 B$_{12}$类似物，它们有益于微生物滋生，却对机体代谢没有任何作用。

维生素 B$_{12}$类似物不但不具有生物活性，还会干扰活性维生素 B$_{12}$的吸收，我在后面会详细解释。

部分研究发现，新鲜紫菜和绿球藻中确实含有活性维生素 B$_{12}$，但在把它们归为安全可靠的维生素 B$_{12}$食物来源之前，我们需要更确凿的研究证据。另外，我们还须考虑新鲜紫菜和绿球藻是否易得，毕竟对有些国家的素食者来说，这些食物很少见。

一篇发表于 2015 年 10 月的研究性论文把绿球藻列为含有活性维生素 B$_{12}$的食物。这是一项干预性研究，尽管样本数量不大，但试验设计得非常完美。文中写道，实验室测试已经确认，不同于螺旋藻中含有的维生素 B$_{12}$类似物，绿球藻中含有的维生素 B$_{12}$具有生物活性。研究者将进一步在人体上开展控制试验，看看人在食用绿球藻后能否改善维生素 B$_{12}$缺乏的问题。试验结果显示，在 17 名受试者中，只有 5 名的试验结果不甚理想。试验结果显示，在 17 名受试者中，只有 5 名的试验结果不甚理想。不过，正如营养师爱德华·巴拉迪亚指出的那样，该结果也并非完美无瑕。因为研究者并没有解释 5 名受试者试验结果不理想的原因，只是总结说绿球藻确实是一种能够提供活性维生素 B_{12} 的天然食物，不过还需要在更广泛的群体中进行重复试验。

需要提到的是，这项研究受到了阳光绿球藻有限公司的资助——两者背后的利益关系一目了然。因此，尽管该项研究方法严谨，试验设计精良，但毕竟样本数量过少，不具有很高的统计学价值。简言之，该研究结论的可信度不高。

泥土里也含有维生素 B_{12}，因此没有洗过的蔬菜中维生素 B_{12} 的含量也相当高。不过，我们显然不可能建议人们把没洗干净的蔬菜当作可靠（安全）的维生素 B_{12} 摄取源，因为这样做可能会使人感染疾病。许多蔬菜（包括有机种植的蔬菜）的表面不仅有来自肥料和灌溉用水的粪便残留物，还会有寄生虫和农药残留物。任何头脑清醒的人都不应该用这种办法来补充维生素 B_{12}。到这里你们可能会问，食草动物是从哪里获取维生素 B_{12} 的？自然生长的食草动物的确是吃未经洗涤的天然蔬菜来获取维生素 B_{12} 的，而人工饲养的食草动物的饲料中会添加维生素 B_{12} 补剂。

总的来说，目前大多数人补充维生素 B_{12} 的直接或间接方式都是服用补剂，小部分经常吃散养的、进食天然牧草的动物的人除外。

批评维生素 B_{12} 补剂不够天然的杂食者，请仔细想想，杂食者获取的维生素 B_{12} 源于饲料中添加补剂的动物，而这些动物摄入的补剂和素食者服用的补剂性质是完全一样的。

人体对维生素 B₁₂的吸收

食物中的维生素 B₁₂往往与蛋白质结合在一起，进入人体消化系统后，首先在胃酸和胃蛋白酶（一种水解蛋白质的酶）的作用下，与蛋白质分离，并与钴胺传递蛋白相结合。进入肠道之后，在胰蛋白酶的作用下，维生素 B₁₂又被释放出来。如果此时肠道的 pH 值合适，那些被释放出来的维生素 B₁₂就会与由胃黏膜细胞分泌的内因子结合，形成复合物，然后被末端回肠（小肠的一部分）的特定受体接受，进入肠道细胞，与钴胺传递蛋白 II 结合并被运送到身体需要的部位。

只有自然剂量的维生素 B₁₂才会在人体内经历上述过程，自然剂量即从食物或补剂中获得的维生素 B₁₂的量。但当维生素 B₁₂以药物剂量（1 次 1000 微克及以上）进入人体后，就会直接穿过肠黏膜，以更快的速度进入血液循环。患有消化系统疾病的个体，甚至是接受了胃切除手术的患者都可以按照药物剂量口服维生素 B₁₂。这样既能避免药物注射，又能取得相应的疗效。

总之，为了确保维生素 B₁₂的有效吸收，口服维生素 B₁₂是最高效可靠的方式。

如何判断一名素食者是否缺乏维生素 B₁₂？

由维生素 B₁₂缺乏所导致的典型病症是巨幼细胞贫血，又称恶性贫血。与缺铁性贫血不同，这是一种大细胞性贫血，巨幼细胞贫血主要源于 DNA 合成障碍——细胞没有正常分裂，反而异常增大。

这种贫血能通过血液检测检查出来，除了少数遗传变异的情况，一般可以被治愈。

不过，巨幼细胞贫血不仅仅源于维生素 B_{12} 缺乏，也会由维生素 B_9（叶酸）缺乏引发。所以，有些患者仅服用叶酸补剂就能缓解病症。

一般来说，叶酸在素食食物中极为丰富，很少会有素食者出现叶酸缺乏，而且维生素 B_{12} 缺乏要发展为巨幼细胞贫血也并不是那么容易。看上去这似乎是一个好消息，但其实不尽然，让我来告诉你们为什么。

巨幼细胞贫血很容易被检测出来，而且由于病因仅仅是缺乏营养素，所以治疗方法也很简单。可是，在身体出现巨幼细胞贫血之前，维生素 B_{12} 缺乏很难被发现，可能直到该问题变得严重，身体都不会有任何症状表现出来。如果我们的医务人员在面对这样的素食患者（看上去健康、没有吸收不良、没有贫血、没有缺乏叶酸、精力充沛）时有充足的相关知识储备，那么这点则不用过于担心。可惜，很多医务人员的知识储备都不足。

大多数情况是，当一名素食者就体内维生素 B_{12} 水平一事去咨询主治医生时，如果化验结果显示其体内维生素 B_{12} 的水平在正常范围内，医生就会断言他并不缺乏维生素 B_{12}，而且不会再让其去做恶性贫血的相关检查。如果其平均红细胞体积（MCV）指标不偏高（指标偏高一般由维生素 B_{12} 缺乏导致），医生则会更加放心。

但是，据统计，在缺乏维生素 B_{12} 的人中，有 25% 并不罹患贫血。我们这里讨论的是非素食群体，这一比例在素食群体中肯定更高。可见，维生素 B$_{12}$ 缺乏有可能是完全无症状的，这种情况更危险，因为被检查出来时病情已经极为严重了。

仅凭血清维生素 B$_{12}$ 水平来诊断患者是否患维生素 B$_{12}$ 缺乏症如同仅凭血液中铁的含量来诊断患者是否患缺铁性贫血一样，是不科学的，根本没有医生会只凭血液中的铁含量来诊断患者是否患缺铁性贫血。医生会检测患者体内的铁、转铁蛋白、铁蛋白、血细胞比容等，然后进行综合诊断。

如果患者体内血清维生素 B$_{12}$ 水平偏低，那么我们有理由认为这名患者可能患有维生素 B$_{12}$ 缺乏症并对其采取相应措施；但即使患者的血清维生素 B$_{12}$ 水平正常，也并不意味着其身体是健康的，原因有两个。

1. 血清维生素 B$_{12}$ 测定法无法判定患者体内的是活性维生素 B$_{12}$ 还是维生素 B$_{12}$ 类似物。上文已经提到，维生素 B$_{12}$ 类似物与维生素 B$_{12}$ 的化学结构类似，也能够促进微生物的繁殖，但对人体代谢毫无作用。传统上被认为富含维生素 B$_{12}$ 的植物性食物（海藻、螺旋藻、酵母菌、部分菌菇等）其实含有的都是维生素 B$_{12}$ 类似物。

但是，糟糕的是，这些食物频繁出现在素食者的餐桌上，我都不敢想象你们中有多少人每天早上都无比虔诚地吃着螺旋藻，并自信地认为自己在补充维生素 B$_{12}$、铁、蛋白质和各种其他营养素。由于维生素 B$_{12}$ 类似物会混淆检查结果，而素食者往往又会摄入很多含有维生素 B$_{12}$ 类似物的食物，所以，我们首先要注意的是不要把血清维生素 B$_{12}$ 的测定结果当作唯一的依据。此外，还要注意，过度摄入维生素 B$_{12}$ 类似物会阻碍活

性维生素 B_{12} 的吸收，因为两者共用同一条代谢通道。

2. 血清维生素 B_{12} 测定法无法检测钴胺传递蛋白 II 的运载情况。钴胺传递蛋白 II 是运送维生素 B_{12} 并将其送入细胞内的蛋白质，新生儿若先天缺乏钴胺传递蛋白 II 会患巨幼细胞贫血。当肠壁细胞对维生素 B_{12} 的吸收能力减弱时，钴胺传递蛋白 II 上就缺少了"乘客"——维生素 B_{12}，这样，维生素 B_{12} 就无法被送入细胞内。这个时候，尽管患者体内的血清维生素 B_{12} 水平是正常的，但这些维生素 B_{12} 并没有被输送到位。

那我们怎样才能准确了解人体内的维生素 B_{12} 的情况呢？面对一名从不服用补剂但血清维生素 B_{12} 水平正常的纯素食患者，我们应该做什么？面对维生素 B_{12} 缺乏发生率同样很高的蛋奶素食群体，我们又该做什么？

上文已经提到，前些年，人们普遍认为蛋奶素食者并不需要额外服用维生素 B_{12} 补剂，但现在这个观点已经被推翻，维生素 B_{12} 缺乏现象在蛋奶素食者中也很普遍。可能是因为蛋奶素食者每日食用的乳制品和蛋类中所含的维生素 B_{12} 的总量并不能满足人体需求，也可能是因为维生素 B_{12} 没有被人体充分吸收，又或者是两种原因同时起作用。

总之，我要再一次强调，所有素食者都需要服用维生素 B_{12} 补剂。

下面，我再来讲解一个更为复杂的问题：维生素 B_{12} 在人体代谢中的作用。首先要明确的是，维生素 B_{12} 参与的酶促反应主要有两种，一种是甲基丙二酰辅酶 A 转化为琥珀酰辅酶 A，进入三羧酸循环；另一种是同型半胱氨酸转化为甲硫氨酸。读者不用完全理解这两种反应，只需知道在人体的代谢过程中，维生素 B_{12} 扮演着非常重要的角色就可以了。如果缺乏维生素 B_{12}，人体将无法完成这些代谢反应，进而产生各种问题。

　　人体缺乏维生素 B$_{12}$ 时，体内的甲基丙二酰辅酶 A 无法顺利转化生成琥珀酰辅酶 A，因此，前者的含量会超过正常值；同型半胱氨酸也一样，由于没有被顺利转化，其会在体内累积，进而含量就会升高。

　　这样看来，只要对体内以上两种物质的含量进行检测，同时检测血清维生素 B$_{12}$ 水平，再检视患者的医疗记录和饮食习惯，就能对患者的维生素 B$_{12}$ 水平做出更为准确的判断了。这话说得没错。

　　不过问题在于，首先，医生很难掌握患者的所有医疗记录，如患者在服用何种补剂，剂量是多少，何时开始服用，是否经常摄入维生素 B$_{12}$ 类似物等情况。甚至医生可能都不知道患者是否是素食者或纯素食者，因为很多人为了躲避外界的评判，会隐瞒自己的饮食习惯。其次，在有些国家的公立医院做甲基丙二酰辅酶 A 的检测非常困难，而且如果你看起来很健康并无明显症状，那更是难上加难。因为在有些国家，甲基丙二酰辅酶 A 等一些检测不是所有医生都有权利开化验单的，只有专科医生才有。

　　有人说，我们还有同型半胱氨酸水平作参照呢，不是吗？事实上，同型半胱氨酸的指标不如甲基丙二酰辅酶 A 那么可靠，因为除了维生素 B$_{12}$ 缺乏，还会有别的因素也会导致其含量升高。维生素 B$_6$ 缺乏、维生素 B$_9$ 缺乏、基因突变、某些药物的摄入、代谢疾病、甲状腺功能减退等都会导致同型半胱氨酸水平升高。不过，甲基丙二酰辅酶 A 水平升高也可能由肾衰竭导致。

　　想要检测同型半胱氨酸水平很容易，如果向主治医生提议，对方或许可以将这项检查列入你的常规体检项目中。一旦素食者发现自己的同型半胱氨酸水平过高，且身体没有出现其他的症状，而且平时也没有额外补充维生素 B_{12} 或经常性地摄入维生素 B_{12} 类似物，那就要考虑是否缺乏维生素 B_{12} 了。当然，这不过是猜测。患者可以先按治疗剂量服用一段时间的维生素 B_{12} 补剂，让体内的维生素 B_{12} 水平升高，随后再按照预防剂量服用，以此来预防维生素 B_{12} 缺乏症。由于维生素 B_{12} 补剂对人体无害，即使诊断失误，患者也不会因摄入了补剂而有任何健康风险。

综上，我们可以得出一个基本结论：如果你是素食者，则必须补充维生素 B_{12}。但你可能依然会面临维生素 B_{12} 缺乏的风险，原因跟杂食者的一样——由于某些原因导致的吸收不良（倒是可以防止补充过量）、定期服用某些药物（如奥美拉唑）、年龄在 50 岁以上等。

如果一位患者从食物中获取的维生素 B_{12} 极少或几乎为零，同时还摄入了许多维生素 B_{12} 类似物，且身体没有出现任何症状，那绝大多数医务人员是很难做出恰当的诊断。

人体贮存的维生素 B_{12} 够用多久？

你可能听说过，维生素 B_{12} 贮存在肝脏中，而且足够用好几年，所以在成为素食者的头几年里都无须额外补充维生素 B_{12}。我猜对了吗？

肝脏内确实贮存着维生素 B_{12}，此外，肠道内的部分维生素 B_{12} 会通过肝门静脉回到肝脏被再次利用，而不是随粪便一起排出体外。肝门静脉是连接肝脏与肠道的一条静脉，负责将养分送到肝脏内部进行代谢。

在两种因素（现有贮存和肝肠循环）的共同作用下，维生素 B$_{12}$ 缺乏所导致的症状可能要过好几年才会表现出来（大多数相关研究指出，这个时间约为 4 年）。但要注意，这并不意味着任何人体内贮存的维生素 B$_{12}$ 都够用 4 年，只有部分人如此。有的人体内贮存的维生素 B$_{12}$ 可能只够用 1 年，甚至只够用 6 个月。这个时间长度无法确定，因为每个人体内的维生素 B$_{12}$ 贮存量不等，肝肠循环利用率也不同。此外，还有许多别的因素在起作用。

例如，高膳食纤维的饮食会导致维生素 B$_{12}$ 在肝肠循环中的利用率降低，因为膳食纤维能黏附肠道中的物质，这些物质会随膳食纤维一起排出体外，这会降低维生素 B$_{12}$ 的贮存量，而精心搭配的素食餐一般都富含膳食纤维。

所以，一旦你开始执行素食法，就要同时补充维生素 B$_{12}$，这样才能保证体内维生素 B$_{12}$ 的贮存量足够，避免维生素 B$_{12}$ 缺乏。你要清楚地知道，一旦贮存耗尽，体内的维生素 B$_{12}$ 水平就会直线下降，并会直接诱发严重的神经性疾病。我在前面已经谈到，素食者缺乏维生素 B$_{12}$ 很难被及时发现，如果体检时又仅测量血清维生素 B$_{12}$ 水平，那么即便定期体检也没有太大作用。

来聊聊维生素 B$_{12}$ 补剂

常见的维生素 B$_{12}$ 补剂有以下几种。

甲钴胺：血液和部分食物中的维生素 B_{12} 以甲钴胺的形式存在。

腺苷钴胺：维生素 B_{12} 在肝脏中的贮存形式。

氰钴胺：大部分补剂和食物中额外添加的维生素 B_{12} 以氰钴胺的形式存在。

羟钴胺：大部分食物中的维生素 B_{12} 以羟钴胺的形式存在。

尽管甲钴胺和腺苷钴胺更易吸收，但建议你还是服用氰钴胺，原因有以下几点。

一是氰钴胺是最稳定的维生素 B_{12}，能够适应温度、光照和 pH 值的变化。二是氰钴胺价格最便宜且最容易购买，因为维生素 B_{12} 需长期补充，因此必须考虑价格和便利性因素。三是作为补剂，氰钴胺的相关研究最为充分，因此即便摄入过量对人体也无害。而其他几种则缺乏充分的研究，因此不建议长期服用。而且，氰钴胺还得到了来自美国医学研究所以及英国维生素和矿物质专家组的安全认证，两者也都没有指出氰钴胺的服用剂量存在上限。此外，很多专业素食营养师如杰克·诺里斯、里德·曼格尔斯和弗吉尼亚·梅西纳也都建议，应将氰钴胺作为主要的维生素 B_{12} 补剂。因为没有足够的研究证明甲钴胺、腺苷钴胺和羟钴胺若作为补剂长期服用要达到多少剂量才合适。

弗吉尼亚·梅西纳曾在个人网站上指出，若服用甲钴胺来补充维生素 B_{12}，剂量要大于氰钴胺。所以，如果有人按后者的建议剂量服用前者，那么很可能并没有补够。

在确诊患有维生素 B_{12} 缺乏症、其他疾病或正处于某些非常特殊状况的情况下，部分患者可能确实需要长期定时服用甲钴胺或腺苷钴胺，但这必须得到专业医生的诊断。对于健康的素食者，我还是建议选择氰钴胺。

　　此外，长期吸烟者由于体内的氰化物含量很高，会排出更多的氰钴胺。所以，如果一个长期吸烟的素食者摄入的维生素 B$_{12}$ 大部分是以氰钴胺的形式存在的，那么他缺乏维生素 B$_{12}$ 的风险可能会更高。不过，由于没有针对吸烟素食者的专项研究，以上想法只是假说。杰克·诺里斯建议，这类人需服用甲钴胺（剂量为 500~1000 微克/日），但与此同时，为了更好地保证健康，也要继续服用氰钴胺。不过，出于健康、安全和省钱的目的，我认为戒烟才是最好的选择。

针对健康成年人的补剂（氰钴胺片）推荐摄入量

　　在这里，我会提供 3 种不同的维生素 B$_{12}$ 补充方案。需要注意，这些方案针对的是想要让体内维生素 B$_{12}$ 水平保持正常的健康成年人，而非有维生素 B$_{12}$ 缺乏症的患者。

　　方案一：每天吃两次添加了维生素 B$_{12}$ 的食物（如添加了维生素 B$_{12}$ 的素食饮品、大豆酸奶、谷物等），以确保维生素 B$_{12}$ 的每日摄入量达到 2.4 微克（尽管欧洲食品安全局的每日推荐摄入量为 4 微克）。

　　方案二：每天服用 25~100 微克维生素 B$_{12}$ 补剂，如果是药片，要咀嚼服用，因为唾液中的 R 蛋白有助于维生素 B$_{12}$ 的吸收。

　　方案三：每周服用一次 2000 微克的维生素 B$_{12}$ 补剂或每周服用 2~3 次 1000 微克的维生素 B$_{12}$ 补剂，无须咀嚼，可以直接用水吞服。因为上文已经提到，大剂量的维生素 B_{12} 会直接穿过肠黏膜被人体吸收。

维生素 B_{12} 的吸收率取决于摄入剂量，一般剂量越大，吸收率反而越低，不过没有固定的比例。

我在前面说过，依赖添加维生素 B_{12} 的食物来补充维生素 B_{12} 不是好办法，现在我来说明原因。以我所在国家的情况为例，目前，在西班牙，大家能买到各种各样添加了维生素 B_{12} 的食物，最常见的是素食饮品和早餐麦片。例如，1 杯（250 毫升）阿波罗牌（Alpro）的素食饮品（豆奶或杏仁奶）仅提供 0.38 毫克维生素 B_{12}，为了达到摄入标准，每天就要喝许多杯，这不是健康的饮食方法；家乐氏牌（Kellogs）早餐玉米片每 30 克仅提供 0.63 微克维生素 B_{12}，也得大量摄入才能达到维生素 B_{12} 摄入标准。我之所以选择这款招牌玉米片作为例子，是因为它已经是所有同类产品中含糖量最少的了。

除了这两款产品，还有很多品牌也推出了各种各样的添加了维生素 B_{12} 的食品。如果你想依靠这些食品"食补"，请务必仔细查看包装上的营养成分表。不过，这并不是补充维生素 B_{12} 的最佳方案，因为添加维生素 B_{12} 的食品基本都是精制食品，糖含量极高，最好避免食用。尽管吃添加了维生素 B_{12} 的食品与吃天然食物获取维生素 B_{12} 的方式极为相似（许多营养师基于这点极力维护加工食品），但我并不推荐前者。或许在营养素添加食品更为多元的美国和德国，这不失为一个好的方案。但是，我个人认为，无论在哪个国家，最好的饮食建议之一都是多吃天然食品。

另外，与摄入补剂这种方便、安全且无损饮食质量的方式相比，依赖过度加工的食品来获取维生素 B_{12} 显然不太明智。

我建议健康成年人每周一次性摄入 2000 微克的维生素 B$_{12}$，这个剂量最合理，价格也最实惠，在胃酸过低或胃的内因子分泌不足的情况下也能保证维生素 B$_{12}$的摄入量。

这项建议对于孕期女性也适用。尽管不久以前，有的专家还推荐了小剂量每日补充的方式，但一次性的大剂量补充其实效果更好。

如果我已经缺乏维生素 B$_{12}$了，该怎么办?

如果你已经确定缺乏维生素 B$_{12}$，你需要遵医嘱来解决这个问题。如果你只是因为没有正确补充维生素 B$_{12}$而担心自己患病，可以在 2 周内每天服用 2000 微克氰钴胺片，随后转为每周服用相同剂量，以此来维持体内的维生素 B$_{12}$水平。

维生素 B$_{12}$补剂的获取途径

在西班牙，人们并不是经常能买到每片 1000 微克或 2000 微克的维生素 B$_{12}$补剂的，药店出售的补剂一般剂量较低。

西班牙最常见的 3 种氰钴胺片（每片 1000 微克以上）的品牌分别为梭尔格（Solgar，美国）、兰贝茨（Lamberts，英国）和佳美（Solaray，英国）。兰贝茨牌氰钴胺片的价格比另外两个品牌的要低，但品质并没太大区别。

梭尔格牌氰钴胺片的价格一般为每瓶 254 ~ 270 元，每瓶 100 片

（1000 微克/片），每周吃 2 片，可以吃 50 周。

兰贝茨牌氰钴胺片的价格一般为每瓶 127～135 元，每瓶 60 片（1000 微克/片）。每周吃 2 片，可以吃 30 周。

佳美牌氰钴胺片的价格要低很多，每瓶仅为 127～143 元，每瓶 90 片（2000 微克/片），每周吃 1 片，可以吃 90 周。该品牌的知名度较低，不过部分药店有售。

最经济实惠的方式肯定是在线订购。例如，在 iHerb 网站上，我们能买到源美（Source Naturals）牌氰钴胺片，每瓶 100 片（2000 微克/片），每周吃 1 片，一瓶可以吃 100 周（接近 2 年），每瓶售价仅为 47～55 元。价格差异非常明显。

研究人员还多次提到，没有必要买含有其他维生素的维生素 B_{12} 补剂或复合维生素 B 片，因为素食者并不会缺乏除维生素 B_{12} 以外的任何一种维生素 B。

在西班牙，很多素食者都会服用一种由纯素食协会①研制并发售的营养补剂（名为 VEG-1），这种补剂很受素食群体的欢迎。但我要说，它不是一个好的选择，理由有以下几点。首先，这是一款需要每日服用的补剂，不方便，而且价格昂贵，吸收率也无法保证；其次，除了维生素 B_{12} 以外，这款补剂中还含有许多其他无须补充的微量营养素；最后，也是最重要的一点，其维生素 B_{12} 的含量（10 微克）相对于需要每天服用一次的补剂来说并不够，因为官方建议的维生素 B_{12} 补充量为每天至少

---

①纯素食协会是英国一家推广纯素食主义的机构，创立于 1944 年，是第一个纯素食者协会。——译者注

25 微克。

最后，我必须要提一下奥谱托维特（Optovit）这个牌子。在西班牙，许多素食者是通过医生开具的处方才知道它的。该品牌的维生素 B$_{12}$ 补剂为注射液形式，一盒 5 支，每盒售价约 18 元。我个人觉得使用起来极其不便，但也有人挺适应。事实上，这款补剂原本是针对做了胃切除手术的患者或因某些疾病导致无法从食物中吸收维生素 B$_{12}$ 的患者设计的，并不是专门为素食者设计的。而且，素食患者中的大部分人也都能通过口服的方式补充维生素 B$_{12}$，并不需要非得接受注射。

况且，从长期使用的角度来看，这款产品比别的品牌的补剂贵多了，每 5 周就需要购买 2 盒，因此只适用于小部分患者。

第 **6** 章

遵循指导，就能轻松成为一名素食者

生活并不是只有计算 ω-3 脂肪酸和蛋白质，还有出门购物（在铺天盖地的产品中做选择）、烹饪一日三餐、外出就餐和远游等。然而，对素食者来说，这些原本很平凡的事都会变得复杂。事实上，只要善于规划，勤于学习，素食生活也没那么难。本章我们就来聊聊这方面的问题。

我们先从最开始的环节梳理，先讲讲买菜。我们带回家什么，就主要吃什么，健康的菜篮子才能确保三餐健康。因此，买菜前要认真思索、合理规划，以保证饮食的质量。

买菜时，多去菜市场，少去超市

通过前面几章，我们已经知道，买菜不是一件易事。超市里障碍重重，一件健康商品旁边往往放着许多件不那么健康的商品。

我对所有前来问诊的患者提出的首要建议就是多去菜市场购物、少去超市。但现实情况是，不是所有人都能做到这一点，因为菜市场的营业时间比大型超市短很多，而且与许多人的上班时间重合。另外，菜市场的数量也很少，可能有些人家附近一个都没有，有些人家附近没有固定的菜市场，只有流动菜市场。而与之形成鲜明对比的是，再小的小镇都会有每天营业的超市，城市里任意一个居民区都建有多个超市。

为什么我更偏爱菜市场？理由如下。

和超市不同，菜市场里的大部分食品都很健康，很少见到包装食品和过度加工食品。身处这样一个充满健康食品的环境，我们就会做出更正确的选择。

菜市场售卖的都是新鲜的时令食品，从夏季的哈密瓜、西瓜，秋季的石榴、红薯、板栗和各种菌菇，到冬季的甜橙、苹果、大白菜，再到春天的草莓等应有尽有。不像超市，一年四季售卖的产品都大同小异。所以，想要吃新鲜的时令蔬果，菜市场是最好的选择。而且，由于菜市场的营业时间往往比超市要早，货品更加新鲜，早起者可以利用这段黄金时间进行采购。

在菜市场更容易买到本地生产的产品，商家本人可能就是种植者，你能找到各色土生土长的作物、小规模生产的产品和超市里买不到的商品。而且，由于没有大型食品公司作为经销商从中牟利，我们在菜市场买到的产品可能更便宜，也能给农户创造更多的利润。

菜市场产生的塑料垃圾更少。在菜市场，我们很少看到袋装、盒装或盛在塑料盘里、裹着塑料膜的产品，一般都是散装的。即便不自带购物袋，我们从菜市场带回家的包装袋数量也非常少，有时则完全没有。而在超市，每件商品都有一层或多层包装袋。

菜市场更有人情味。每个摊位的摊主都会亲自接待你并解答你的问题，向你推荐最好的产品，甚至为了让你尝试一种新蔬菜而跟你分享好的烹饪方法。你们会很快成为朋友，再去买菜时他们会送你一串葡萄、一个橘子或桃子让你尝尝，或送你一把你喜欢的罗勒叶。这比在超市中推着购物车排队结账愉快多了。

在菜市场我们能买到什么样的食物？

例如，水果和蔬菜、散装的坚果和种子、散装的生豆子或煮熟的豆子、鸡蛋（如果你能吃鸡蛋，最好是有机鸡蛋或本地土鸡蛋）、散装的谷物、散装的香料和其他调味品、花草茶和普通茶叶、面包（一般来自有自己作坊的本地商家，请尽量买全麦面包）、优质奶酪和新鲜乳制品（如果你能吃乳制品）。

你们会发现，这些食物其实已经包括了大部分素食者所需的产品，因为在健康的素食饮食和纯素食饮食中，90%都是这些食品。

那什么产品是我们仍需去超市购买的呢？主要是除食物以外的商品和能储存的食物（除新鲜农产品以外的食物）。如果你通常通过别的渠道购买这些商品，以下内容可以忽略。

清洁用品、个人护理用品、豆类罐头、蔬菜罐头（去皮番茄、芦笋、甜辣椒等）、冷冻蔬菜（豌豆、蚕豆、洋蓟等）、巴氏杀菌牛奶和纯天然酸奶（如果你能吃乳制品）、素食饮品和无糖大豆酸奶、全麦意大利面、碘盐。

特级初榨橄榄油（如果你能在除超市以外的其他商店买到本地企业生产的优质橄榄油，此处可以忽略）。

豆腐、素肉、天贝（不是所有超市都卖，有时必须去专门的商店才能买到）。

这样我们就买齐了所有的东西，是时候回到家，考虑一下如何用这些食物进行烹饪了。

准备一周菜单

是否认真制订每周菜单决定了你的饮食是否健康且营养丰富。如果你平时工作繁忙，那我建议你每周花一小段时间好好规划一下菜单，这样反而能节约大量时间。而且，有了一周菜单后，我们在制订购物清单时会更省时省力，采购食材时也会更有规划。

在讨论如何制订菜单之前，我想先讲一下食物分量的问题。一个人的食欲可能每天都在变化，一个体重标准的健康人应该遵从自己的食欲。因此，下文给出的食物分量只是参考值，只有在个别情况下需要严格遵守。你最需要关注的是食材的品质和不同食材之间的配比，而非食物的具体分量。

如果有读者因为某些原因，确实需要遵循精确的分量指导（如专业运动员、想要减肥的人、某些疾病的患者等），建议去咨询营养师。营养师可以根据个人的喜好、作息和需求制订个性化的饮食方案。

准备一周菜单的基本要点是什么？

第一，一日三餐中的每一餐都要包含大量蔬菜。问题是，"大量"具体是指多少。其实，"大量"指的是蔬菜在一餐中的占比最大。一小片番茄显然不够，一把生菜也不够，一小束欧芹同样不够。

如果我们一餐共吃两盘食物，至少要有一盘是蔬菜；如果一餐吃一盘食物，则蔬菜的分量至少为半盘。记住世界卫生组织公布的数据——每天最少要吃 400 克蔬菜，最少！下面我们来看几个例子。

以下是分量为一盘的蔬菜食物。

一大碗蔬菜汤或西班牙冷汤

一大盘新鲜沙拉，包含多种时令蔬菜

一大盘焗烤或碳烤蔬菜

一盘凉拌蔬菜（包含芹菜、黄瓜、青椒等）配牛油果酱或中东茄泥酱

一盘开水烫过的蔬菜

一盘炒菠菜或奶油菠菜

一只大番茄（体积要足够大）

一大把新鲜芦笋（罐装芦笋也可以）

一盘炒时蔬

一盘西班牙炖菜

以上只是一些常见的菜肴，重点是蔬菜的分量一定要足，蔬菜应该是一餐中最重要的部分，而不应仅仅作为配菜或装饰。

若选择蔬菜混合料理，如蔬菜与米饭、意大利面或土豆混合的料理，

最重要的依然是蔬菜。你们见过那些所谓的意大利面沙拉吗？一大盘或一大碗蝴蝶意面或螺旋意面中，只零星分布着一片番茄、几根胡萝卜丝和少许青椒块，这样的菜根本称不上沙拉。

标准的意大利面沙拉，应该是一大盘五颜六色的食材，包括芝麻菜、番茄、紫洋葱、牛油果、红椒、青椒、胡萝卜、黄瓜等，中间点缀着一些意大利面，最好还是全麦意大利面。

第二，每一餐都要有一份富含优质蛋白质的食物。我们已经知道有哪些食物富含优质蛋白质了：豆类和豆制品，尤其是大豆制品，如豆腐、天贝、纳豆或素肉。

面筋也是很好的蛋白质来源，尽管其所含蛋白质的品质不算最好的。但我们时不时也可以吃一点，不过不能完全用它来替代豆类和豆制品。

此外，全谷物、坚果和种子也可提供蛋白质。其中，谷物的蛋白质含量较低，而坚果和种子的摄入量一般不大。因此，它们只能充当豆类这个"主力军"的辅助品为人体提供蛋白质。

对于蛋奶素食者来说，乳制品和蛋类也是良好的蛋白质来源。

一餐中我们需要摄入多少这些富含蛋白质的食物？请参考表 6-1。

表 6-1　一餐中富含蛋白质的食物的推荐分量

食物种类	推荐分量
豆腐、天贝或面筋	手掌大小
鸡蛋	1~2 个

食物种类	推荐分量
素肉	半杯左右（泡发后） 2 只自制素肉汉堡（手掌大小）
豆类	整盘，如果配有谷物或土豆，则为半盘
藜麦	半盘
乳制品和豆制品	2 杯无糖纯天然酸奶或大豆酸奶 80 克新鲜奶酪或 35 克半硬质奶酪 1 杯牛奶或豆乳饮品

每个表格中的食物提供的蛋白质总量都不同，不过均为分量合理的标准餐。虽然每个人的选择不同，但只要记得在每一餐中都加入这样一份富含优质蛋白质的食物，就能轻松满足营养需求。

注意，有特殊需求的人，如运动员、孕期或哺乳期女性、患有部分疾病或饱受体重问题困扰的人需要咨询营养师来获取更有针对性的建议。

第三，我们还应该在菜单中加入适量的富含碳水化合物的主食，如谷物和谷物制品（面包、意大利面、玉米糊等）、根茎类食物（土豆、红薯、芋头）。谷物和谷物制品最好为全谷物的。

对于普通成年人来说，主食的比例应不超过整顿饭的四分之一。

另外，素食饮食中的一些提供蛋白质的食物如豆类、藜麦等也富含碳水化合物。因此，如果不愿摄入过多碳水化合物，可以选择不吃主食。

第四，要选用健康的食用油进行烹饪、腌制或调味。西班牙的推荐用油是特级初榨橄榄油。如果你生活在其他国家或地区，很难买到橄榄油或其价格昂贵，则可以选择椰子油或高油酸葵花子油。其他能够提供优质脂肪的食物还有牛油果、坚果和种子，你也可以将它们加入菜单中。

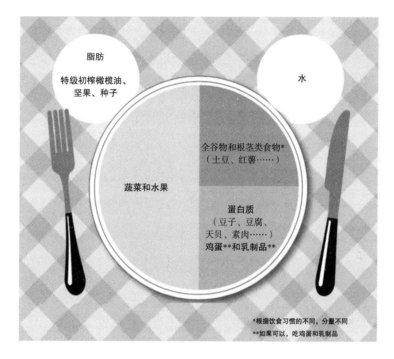

下面，我们来看一个一周午餐和晚餐的菜单。

首先，我们得考虑每一餐该吃哪些富含蛋白质的食物。

其次，我们要思考一下需要做哪些蔬菜，以确保其摄入量足够。到此，两类最重要的食材已经考虑好了。无须细致到提前一周决定每一餐要吃哪些蔬菜，因为我们已经买齐了所需的食物，可以根据心情或食物储备来决定当天的菜单。（见表6-2）

表 6-2　一周菜单

	午餐		晚餐	
	食材	推荐菜品	食材	推荐菜品
周一	白腰豆	白腰豆沙拉 （含白腰豆🫘、生菜、青椒、刺山柑和紫洋葱🌢）	藜麦或豌豆	藜麦南瓜汤 （含南瓜🌢、藜麦🫘） 或 豌豆配时蔬 （含豌豆🫘、时蔬🌢）
周二	小扁豆	小扁豆通心粉 （含通心粉🌾、番茄🌢、洋葱🌢和小扁豆🫘）	豆乳饮品	焗西蓝花 （淋大豆饮料或奶酪白汁后再焗烤，含西蓝花🌢、大豆饮料■）
周三	豆腐	西葫芦时蔬 （含西葫芦🌢、豆腐■、时蔬🌢） 和 全麦面包🌾	鹰嘴豆	加泰罗尼亚炒菠菜 （含菠菜🌢、葡萄干、松子🥠） 和 墨西哥蔬菜卷饼🌾 配炸鹰嘴豆丸子🫘

续表

	午餐		晚餐	
	食材	推荐菜品	食材	推荐菜品
周四	鸡蛋 （蛋奶素食者） 或 （严格素食者）	四季豆●配水煮土豆✔ 和水煮鸡蛋■ （蛋奶素食者） 或 四季豆● 配豆类素汉堡✎ （严格素食者）	酸奶 （大豆或牛奶制成） 和 坚果	华尔道夫沙拉● 配酸奶酱✎ 和 坚果✎
周五	黑豆	中东古斯米✔配黑豆✎ 和 多种时蔬●	天贝	牛油果泥● 和 天贝素肉丸■配西班牙 炖菜●
周六	面筋	红薯汤✔配面筋■ 和 时蔬●	鸡蛋 （蛋奶素食者） 或嫩豆腐	意大利杂菜汤● 和 炒芦笋●（与嫩豆腐或鸡 蛋同炒）■配黑麦面包✔
周日	素肉 （大豆蛋白）	素肉■千层面● （含素肉■、茄子●）	鹰嘴豆（泥）	芹菜汤● 和 鹰嘴豆泥✎配切段时蔬● （芹菜、黄瓜、青椒、 莴苣……）

注：●代表蔬菜，✎代表提供蛋白质和碳水化合物的食物，✔代表主要提供碳水化合物的食物，■代表主要提供蛋白质的食物，✎代表提供蛋白质和优质脂肪的食物。

每一餐都必须包括蔬菜和适量的含蛋白质的食物。在制订每周菜单时，我们可以用彩色记号笔一一标出这些食材，然后对比以往的菜单，看看之前的饮食能否满足最低营养需求，再根据自身情况进行调整。

当饮食中缺少蔬菜时，最简单的补充方法就是增加一道沙拉或蔬菜汤，同时减少主食的分量，为蔬菜腾出更多空间。

当饮食中缺少蛋白质时，快速补充的方法就是在餐后加一份无糖酸奶（大豆或牛奶制成），再配一小把坚果，或在主食中添加豆子或豆腐。

准备便当

现在，许多人都习惯用保鲜盒装便当带去公司或学校吃。但准备工作着实令人头疼，况且还无法保证足够美味和健康。其实，与规划每周菜单一样，便当也是可以提前筹备的。好的便当和富有营养的午餐或晚餐一样（毕竟都是我们的主餐），都应该包括以下几类食物。

蔬菜：是每一餐中最重要的部分。但是我们在准备便当时，蔬菜的分量往往不足，不是因为装不下，就是因为家中备菜不够，要不就是因为沙拉不易保存……但这些借口都不成立，蔬菜的比例理应占到最大。我们不应该吃时蔬意面，而应该吃时蔬配少量意面。这样就衍生出了除沙拉外的更多选择。另外，有些蔬菜我们可以将其提前烹调好，分成小份冷冻起来，如西班牙炖菜、奶油菠菜（可以用素食饮品来做奶汁）、塞茄子、橄榄油烤蔬菜、各种蔬菜汤、蔬菜千层面、炒蔬菜、大蒜欧芹酱煎蘑菇、番茄酱等。

如果要带新鲜沙拉，最好不要提前淋调味品，以确保蔬菜新鲜。我们可以在办公室里常备小袋的橄榄油和醋，也可以在便当盒里将调味品和蔬菜分开装，现吃现拌。

此外，我们还可以在便当盒中放入生西蓝花或生花椰菜，它们能保存很长一段时间。如果办公室有微波炉，加热几分钟就可以直接食用。

含蛋白质的食物：必不可少。不要为了准备起来方便就每天带蔬菜意面、蔬菜炒饭或沙拉，绝对不行。

我再重复一遍，每一餐中都要包含一部分能提供优质蛋白质的食物。

你可以用高压锅煮豆子汤，很快就能煮好，随后按每餐的分量分装冷冻。这已经是很完整的一道美食了，不需要加入别的食材。最实用的蛋白质餐莫过于此。

鹰嘴豆泥也可以冷冻保存，解冻时，橄榄油可能会和豆泥分层，用勺子拌匀就可以直接食用。在没有加热设备，只能吃冷食的情况下，鹰嘴豆泥是很棒的选择。

自制豆类汉堡或素肉制品也可以冷冻保存，但不要买产自工厂流水线的素汉堡或素香肠，因为大部分这类加工食品的蛋白质含量都很低（主要成分为土豆或玉米淀粉），还含有来源不明的油和盐，与其他精制食品一样，只能偶尔吃。

豆子罐头也是很好的选择，用水冲洗干净后就能食用，可以为你们节省不少时间和精力。

此外，所有种类的豆制品（老豆腐、嫩豆腐、熏豆干等）都是你的好朋友，非常方便易用。面筋也一样，尽管其含有的蛋白质并非优质蛋白质，但也可以时不时添加到便当中。

用酱汁烹调好的素肉、素肉千层面，按份冷冻后，也是非常合适的便当餐。

如果你是蛋奶素食者，原则是一样的。千万不要为了贪图方便就将所有的食物淋上奶酪并用烤箱焗烤。对于你们来说，应该让豆类和鸡蛋一起充当你们饮食中的主要蛋白质来源。

以上这些富含蛋白质的食物都可以配上少许坚果和种子同食，它们也能提供一定的蛋白质。

全谷物和根茎类食物：全谷物可以一次性多烹饪一些，储存在冰箱里备用，如糙米、小米、全麦意面、藜麦、荞麦等。它们能在冰箱中存放几天，需要时取一小份放入便当即可。

如果是临时准备便当，可以放入小块的生土豆或生红薯，与生西蓝花一样，用微波炉加热几分钟就可以食用了。

此外，如果手上没有其他食材，一块简单的全麦面包也是很棒的。

其实，以上这些全谷物和根茎类食物并非必不可少。一份便当中没有这些食物，同样可以很健康。而另外两类食物（蔬菜和含蛋白质的食物）则是必须要有的。

甜品：新鲜水果或水果干。如果你们准备带素食酸奶，记得选择无糖的，不过不要带太多次，因为水果才是你的最佳选择。如果想偶尔奢侈一下，可以选择可可含量超过80%的黑巧克力，但也不能吃太多(10~20克为佳)。

饮品：这部分最简单，就是水。

让我们沿用制订每周菜单的策略来制订便当菜单。首先，制订一张基本的蛋白质食材周表，参考表 6-2。

表 6-2　蛋白质食材周表

	周一	周二	周三	周四	周五
食材	小扁豆	豆腐或天贝	鹰嘴豆泥、面筋、自制素汉堡	鹰嘴豆或红豆	素肉

在此基础上，我们再来制订一个月的便当菜单，参考表 6-3。

表 6-3　月便当菜单

	周一	周二	周三	周四	周五
第一周推荐菜品	烤青椒塞小扁豆	西蓝花豆腐炒全麦面条	鹰嘴豆泥配时蔬和全麦面包片	糖炖胡萝卜	小米素肉酿西葫芦
第二周推荐菜品	小扁豆配土豆	熏豆干配西班牙炖菜和糙米	炸鹰嘴豆丸子配皮塔饼和卷心菜丝淋素酸奶酱	西葫芦鹰嘴豆炖菜	素肉千层面
第三周推荐菜品	小扁豆沙拉	水煮青豆和土豆烧豆腐	面筋土豆豌豆炖菜	面筋土豆豌豆炖菜	菌菇蛋糕
第四周推荐菜品	芝麻红扁豆奶油南瓜汤	豆腐时蔬通心粉	素汉堡	菠菜鹰嘴豆炖菜	时蔬土豆炖素肉

准备早餐和零食

早餐并不是一天中最重要的一餐，甚至也不是非吃不可。如果你起床时并不感到饥饿或者早上只习惯喝杯咖啡，那就不一定非得吃早餐，不用为了追求特定的饮食方式而改变自己的生活习惯。

健康的饮食并不等同于固定的用餐时间或固定的食物摄入量。只要根据个人需求选择健康的食物，什么时候吃其实不太重要。但也存在例外，如运动员，他们必须依照训练甚至比赛时间来合理安排饮食，不过他们往往能得到个性化的专业指导。对于普通人而言，不吃早饭没关系，可以等到感觉肚子饿了再吃。

如果你确实需要吃早餐，让我们来看看准备一天中最早的一顿饭应该怎样挑选食物。事实上，早餐最容易吃得不健康，市面上有那么多不健康的早餐食物，如各种加糖速食谷物、饼干、贝壳蛋糕和甜面包、特制餐包、果酱、黄油、饮料和奶昔、糖过量的速溶可可粉、果汁、涂抹酱……这份不健康食物的列表可以一直列下去。下面，我将重点讲几种常见早餐食物。

素食饮品

很多人小时候可能都是在早餐时喝牛奶，成为素食者后，就将牛奶替换成了其他素食饮品。尽管不是必不可少，但它们已经深深嵌入了你们的生活。现在我们就来聊聊这些素食饮品。

今时今日，踏进任何一家商店，我们都能找到至少 2~3 种不同的素食饮品。豆乳、燕麦乳、米乳、杏仁乳已经广为人知，最近甚至一些专营乳制品的大厂商都开始推出素食饮品了。在一些专营素食食品的商店或大型超市，我们能见到各种各样的素食饮品，涉及众多品牌，甚至还可以见到用卡姆小麦、斯佩尔特小麦、火麻仁、藜麦、榛果等制成的小众饮品。那么，面对如此海量的商品，我们该如何挑选？下面我就来谈一谈。

首先，要选择无糖的产品。我们需要仔细查看食品包装上的配料表，无论是红糖、蔗糖、糖浆还是糖蜜，一概不能出现。注意：即使你没有在配料表中看到糖，这件产品依然可能含有不超过总量的 5% 的添加糖。而且，要避免选择巧克力或香草口味的产品，它们一般口味偏甜，糖含量很高，不适合长期饮用。

其次，最好选择额外添加钙的产品，非常适合用来替代牛奶。

再次，有些产品可能还额外添加了维生素 D，这很好，但购买时要注意，如果是维生素 D_2 的话就没问题，但如果包装上注明的是维生素 D_3，且没有标注来源，这很可能并不适合纯素食者，因为维生素 D_3 主要来自绵羊油（提取自绵羊羊毛）或鱼油。

在种类繁多的商品中，哪种最健康？如果我们想要与牛奶的营养相同的产品，唯一的选择就是添加了钙的豆乳饮品，它们在蛋白质的含量和品质上，都能与牛奶并驾齐驱。但豆乳饮品也绝非不可或缺，因为上文已经谈到，通过摄入其他食物，我们完全能够满足身体对蛋白质的需求。如果能一丝不苟地履行上文的饮食指导，你完全可以仅根据个人喜好来选择这些饮品，并随时换换口味，不用考虑蛋白质的问题。需要明确的是，除了豆乳饮品，其他种类的素食饮品并不能提供很多营养，其主要成分是碳水化合物。不过，如果其额外添加了钙，倒也是不错的营养来源。

谷物

让我们再来看看另一类早餐食物——谷物。我特指的是盒装的速食早餐谷物，如粒状、片状、块状、夹心等早餐谷物，对这些你们已经很熟悉了，不是吗？我们对这些产品印象不坏，这既归功于商家绝佳的营销战术，也因为其中大部分都适合纯素食者。而小部分因含有乳制品，只适合普通素食者。这样看来，我们选择的余地似乎很大，但实际情况并非如此。下面，我就来分析一下。

大部分早餐谷物由精制谷物制成，而且都经过了过度加工，且普遍含有 20% 左右的添加糖，巧克力口味的或面向婴幼儿的产品可能含糖量更高。甚至那些标榜能帮助塑形的产品（专门针对女性）的含糖量也轻松超过了 20%。

那么问题来了，首先，我们要如何挑选真正的全谷物制品？

你需要审查配料表，并忽略包装正面天花乱坠的宣传标语。在配料表中寻找代表完整谷粒的字样，如"糙米""全麦"等。此外，如果该产品含有多种谷物，还需要查看每种谷物所占的比例，尤其是全麦的占比。例如，如果包装上印有"小麦片 40%"，后面跟着"糙米片 15%"，那么尽管这件产品的包装盒上印有"全谷物"三个大大的花体字，但它只含有 15% 的全谷物，其大部分成分仍然是精制谷物，所以它并不属于全谷物制品。这一方法适用于所有谷物制品，如面包。

其次，如何发现早餐谷物里的糖？配料表中的白糖、蔗糖、葡萄糖、糖浆、麦芽糖、蔗糖素、糖蜜、蜂蜜等其实都是糖，更简单的方法是查看营养成分表中"碳水化合物"的下属指标——糖。如果糖含量超过 3~4 克（每 100 克），那么这件产品肯定含有添加糖。你会发现，早餐谷物中糖的营养素参考值（NRV）几乎都超过了 15%~20%，而光靠查看配料表无法了解这一点。

这时你会问，难道就没有健康的早餐谷物了吗？别忘了，我们还有多种燕麦片。尽管这些燕麦片的口味不如那些加了很多糖的精制谷物，包装盒看起来也不够诱人，但燕麦片是早餐桌上的种子选手，它可以拌入牛奶、素食饮品或酸奶（大豆或牛奶制成）中食用。你们肯定也听说过燕麦粥——将燕麦片加入牛奶或素食饮品中同煮，直到麦片变得软糯。我们可以按照个人喜好调整燕麦粥的稀稠。

如果早晨的时间并不充裕，你可以提前一次性煮一大锅燕麦粥，放入冰箱冷藏。起床后，盛出一小碗，用微波炉加热或直接冷食。你也可以提前一晚将燕麦片加入冷牛奶或素食饮品中混匀。次日起床后，麦片已经泡软，你可以即刻食用，也可以加热后食用。你也可以将燕麦片换成奇亚籽，用同样的方式处理，次日早晨就有一杯风味独特的"布丁"等我们起床了（比例为半杯饮品配 2~3 勺奇亚籽）。此外，你还可以将燕麦与奇亚籽一起吃。总之，你可以不断尝试各种搭配，直到找到自己的最爱。

燕麦粥或奇亚籽"布丁"还有多种吃法，我们来看几个例子。

1. 加热由牛奶或素食饮品制成的燕麦粥时，刨入少许柠檬皮、橙子皮，加热几分钟后离火。这样我们就有了一碗颇具西班牙奶昔风味的燕麦粥。

2. 在煮粥的时候放入水果，煮好的燕麦粥就会散发出糖煮水果的浓郁香气。或者你可以在燕麦粥煮好后，放入小块新鲜水果同食。

3. 加入坚果或种子。

4. 加入纯可可粉、椰蓉或其他香料（肉桂、肉豆蔻、多香果、小豆蔻等）。

5. 如果你嗜甜，可以加入葡萄干或其他果干，如西梅干、杏干、无花果干等。冻干水果也是不错的选择。

6. 加入可可含量超过80%的黑巧克力屑。

7. 拌入1勺芝麻酱、杏仁酱或其他坚果酱。

除了燕麦片，不含糖的膨化谷物也是很棒的早餐选择。比较常见的是膨化稻米，在特殊商店还能买到膨化奇亚籽或膨化斯佩尔特麦粒等。购买时要注意，包装上的配料表中应该只有膨化谷物，不应有任何别的配料。

不含添加糖的玉米片或全麦麦片也不错，但市面上几乎找不到，购买时记得查看配料表和营养成分表。

关于早餐谷物，我最后的忠告是：警惕木斯里麦片①和格兰诺拉麦

---

①木斯里麦片（muesli）是指以生麦片、水果和坚果为主要原料制成的一种流行早餐。——译者注

片①这类什锦早餐麦片，尽管看起来健康，但它们的糖添加量可能是所有谷物类产品中最高的。为了让谷物变得松脆可口，厂商在生产时往往会添加某种糖蜜或蜂蜜。此外，麦片中的水果干一般都裹着厚厚的白糖和糖浆，是名副其实的"糖衣炮弹"。因此，无论包装上怎么宣传，你都要仔细审查背面的配料表。你还要知道，即便产品打着"有机""绿色"的旗号，也不保证绝对健康，生产厂商完全可以加入足量的有机糖或用有机的精制谷物制作。

乳制品

我们来看看乳制品中糖的添加情况。超市中陈列乳制品和素食乳制品的冷藏货柜日益扩张，相关产品也日益增多，在琳琅满目的商品中买到健康的产品日益变得艰难。事实上，最简单的选择就是最好的选择。购买不含糖和甜味剂的纯天然酸奶或纯天然大豆酸奶就对了，这也是唯一健康的选择。接下来，让我们对几种常见的乳制品做个粗略的检视。

风味酸奶：在学校午餐的菜单里，这类酸奶（草莓味、柠檬味、椰子味等）经常出现，很多家长也会给自己的孩子购买这类酸奶。但事实上，它们并非健康的乳制品，只是加了很多糖的甜品罢了，每一份都含有 10~15 克糖，还添加了人工甜味剂。即便是宣称添加双歧杆菌或干酪

---

①格兰诺拉麦片（granola）是指以燕麦片、坚果、蜂蜜为原料烘烤而成的麦片，常作为早餐或零食食用。——译者注

乳杆菌的酸奶也不健康，因为这些益生菌的额外活性并没有得到科学论证，但大量糖分对身体无益却是肯定的。

奶冻、鸡蛋布丁和慕斯：和风味酸奶一样不健康，其含糖量更高，不但不含益生菌，还含有低品质油脂。

脱脂酸奶：几乎所有的脱脂酸奶都含有甜味剂，因此它们比普通的纯天然酸奶更不健康。酸奶中去掉的脂肪其实有改善口感、增加饱腹感的作用，相比其他林林总总的食物，酸奶中的脂肪给人体提供的能量几乎可以忽略不计。但甜味剂肯定对人体有害，一方面，它会让我们逐步适应过甜的食物，导致糖摄入过量；另一方面，它会破坏肠道菌群的平衡。因此，最好减少脱脂酸奶的摄入，让它从我们的日常饮食中淡出。

另外，还有许多脱脂或低脂甜品也含有大量的添加糖，特别是那些巧克力口味的奶冻、慕斯或类似的甜品。

素食酸奶和素食甜品同样摆脱不了乳制品普遍所处的"困境"，也含有很多添加糖。含有添加糖或甜味剂的产品并不健康，再如何标榜自己是素食食品，也不适合每天食用。不幸的是，市面上出售的纯天然大豆酸奶很少有不含添加糖和甜味剂的。但请坚持搜寻，总有一天你会找到健康食品的。请记住购物的要点：查看配料表。此外，你也可以在家自制素食酸奶。

面包

面包是传统的早餐食物，只要是优质的全麦面包，就是完美的早餐食物。全麦面包的好处在于保留了麦粒完整的营养，相比其他类别的全麦食物，全麦面包中的营养素更容易被人体吸收，而且营养更多样化。因为漫长的发酵和烘烤破坏了全麦面粉中植酸的生物活性，而众所周知，植酸会与微量营养素（钙、铁等）结合并阻碍它们被人体吸收。为了确保买到的是全麦面包，有两点需要注意：第一，如果是包装产品，请按照选择早餐谷物的方法，仔细审查配料表——第一项应该是"全麦面粉"。如果面包中还含有其他种类的面粉，请检查各种面粉的比例，如果全麦面粉的比例低于 70%，最好还是放回货架。

第二，如果面包不带包装，就像面包房售卖的那样，唯一的办法就是询问店主，以此来确定你想买的面包是否为全麦的以及是用哪种面粉制作而成的。另外，最好选择自带烘焙设备的面包房，那里最有可能使用天然酵母和优质面粉。

我们食用的全麦面包品种最好多样，如全麦黑麦面包、全麦斯佩尔特小麦面包、全麦多种谷物面包等。但要注意的是，黑麦面包的颜色较一般的小麦面包要深，这导致我们想当然地认为它一定是全麦面包，但其实它并不全是。有很多黑麦面包都是用精制的黑麦面粉烘焙而成的。

可可饮品

速溶可可饮品是经典早餐饮品，但它并不健康，因为其糖含量往往高达 70%。如果我们想给早餐增添一丝巧克力风味，最好选择用纯可可粉制成的饮品，其味道更加浓郁，但也更为苦涩，需要慢慢习惯。我们也可以先自行加些糖，然后再逐步减少糖的用量。对于我来说，没有什么是比清晨喝一杯加了小半勺纯可可粉和肉桂粉的咖啡更美妙的事了。我已经把秘密告诉你了！

涂抹酱

市面上的涂抹酱种类繁多，从最经典的天然黄油，到琳琅满目的巧克力酱、奶酪酱、鹅肝酱、人造黄油、果酱、芝麻酱、花生酱、坚果酱、鹰嘴豆泥、素食鹅肝酱以及牛油果酱等应有尽有。

对普通素食者来说，最适合的涂抹酱莫过于牛油果酱、鹰嘴豆泥、芝麻酱和其他不含添加糖的坚果酱、花生酱。人造黄油总体上都不太令人满意，如果其中还含有氢化油脂或部分氢化油脂，就更是让人退避三舍了，因为这种油脂对人体有百害而无一利。至于素食鹅肝酱，如果选用市售的，必须仔细检视配料表，因为许多产品含有大量的盐和低品质油脂，却不含任何营养成分。事实上，在家用坚果、豆腐、南瓜、豌豆、茄子或日晒番茄干作食材自制涂抹酱，既健康又方便。

对蛋奶素食者来说，优质天然黄油还不坏，不像听起来那么糟糕，但也比不上特级初榨橄榄油。另外，各种奶酪涂抹酱都不推荐，不如直接吃优质的新鲜奶酪或软质奶酪健康。

注意：那些含糖量高的涂抹酱如果酱、巧克力酱及传统花生酱（含糖量高，有时还含有棕榈油），最好都从你的购物篮里直接消失。

其他食物

其他食物：特级初榨橄榄油、坚果、任意新鲜蔬菜水果、香料、菜籽……这些食物才是明智的选择。对于蛋奶素食者来说，鸡蛋和优质奶酪都很棒。此外，还可以用熏豆干搭配面包和三明治同食。

优质食物总结

很多人可能已经知道，无论是饼干、甜面包还是海绵蛋糕、贝壳蛋糕，即便是自家烘焙的，也并不是早餐的好选择，因为它们含糖量高，而且往往是用精制面粉和廉价低品质油脂制作而成的。即使我们用全麦面粉和橄榄油制作，仍然要加入很多糖（蔗糖、黑糖、蜂蜜、糖浆和糖蜜都属于添加糖）。当然，我们可以偶尔在特殊的日子、生日或宴会时自制海绵蛋糕或饼干吃，但其他时间还是不吃为佳。

平常日子里，适合出现在我们的早餐和下午茶餐桌上的，是新鲜水果、坚果、全麦面包、橄榄油、番茄、牛奶或无糖素食饮品、无添加糖和无甜味剂的纯天然酸奶或素食酸奶、燕麦、菜籽、纯可可粉、香料、鹰嘴豆泥、牛油果……你们不觉得这些食物的搭配已经够丰富了吗？

饮品：咖啡、无糖素食饮品、全果果昔、花草茶、茶、水、牛奶（蛋奶素食者）。我们还可以在这些饮品中加入纯可可粉、角豆荚粉、肉桂粉或其他香料。

谷物和谷物制品：燕麦片、膨化谷物或无糖谷物（小麦、玉米、藜麦、小米等）、由任意谷物制成的全麦面包。

酸奶和奶酪：无糖、无甜味剂的纯天然酸奶或素食酸奶，开菲尔酸奶也可以。蛋奶素食者可以吃优质奶酪，但最好避免奶酪涂抹酱或奶酪蘸酱。由山羊奶或绵羊奶制成的奶酪更有助于消化。

水果：所有种类的水果都好，越新鲜越好。不要喝果汁和奶昔，因为在制作过程中，水果的膳食纤维会大量流失。另外，水果干（葡萄干、无花果干、西梅干、杏干等）也是很好的选择。

坚果：所有种类的坚果都不错，烘烤后食用或生食都可以。

种子：所有种类的种子都好，为了让营养更好地被吸收，最好磨碎后食用。

涂抹酱或蘸酱：芝麻酱、鹰嘴豆泥、自制素食鹅肝酱、坚果酱、牛油果酱等。奶素食者还可以食用优质天然黄油，不吃乳制品的可以选择特级初榨橄榄油。

其他：鸡蛋（蛋素食者）、豆腐或天贝、所有蔬菜、香料、香草、啤酒酵母、可可含量超过85%的黑巧克力等。

我们可以用以上这些食物搭配出千百种花样，如一杯加奶或加素食饮品的咖啡搭配涂抹自制番茄酱的全麦烤面包片、一碗包含新鲜水果和种子的燕麦粥、一碗加了葡萄干和其他坚果的酸奶或一杯香蕉巧克力素食饮品。此外，如果时间充裕，你可以用牛油果、黄瓜、番茄和熏豆干制作全麦三明治；如果赶时间，则可以吃一个苹果外加一小把坚果。若想吃甜食，可以在烤全麦面包片上抹上芝麻酱，放上新鲜的梨薄片，最后撒上肉桂粉；若想吃点简单的，可以喝一杯黑咖啡，配上几个无花果干；若想吃新鲜爽口的，一碗加入薄荷、撒上杏仁碎的新鲜哈密瓜是你的不二选择。

外出就餐

到目前为止，本书介绍的都是居家的餐食。但去餐厅就餐会遇到什么情况？出门旅行时呢？素食者就只能忍受糟糕的食物，被迫满足于外界提供的一切吗？没错，有时不得不如此，但我们也可以提前采取一些措施。

准备短途旅行的水果包：我们已经对公共交通场所（诸如车站和机场）非常熟悉了，知道那里的餐厅很少提供健康的食物（更不要说适合素食者的食物了）。所以，如果要出门，最好在包包或衣服口袋里备一些方便去皮分食的水果，这样不会汁水四溅（香蕉是当之无愧的旅行必备水果，苹果、橘子和梨也很不错）。另一个方案是提前将水果清洗切片，装在保鲜盒中，这样我们就能随身携带自己喜欢的任何水果了。

一小袋坚果也必不可少：它们占用空间小，保质期长，吃起来很方便。你还可以在坚果袋中放入几块黑巧克力，保证能让周围那些正在吃垃圾食品的人艳羡不已。

准备自制三明治：市面上贩卖的大多数三明治都不适合纯素食者，所以若在外购买，你只能选择简单无味的生菜番茄三明治。蛋奶素食者的选项也少得可怜，不是奶酪三明治就是鸡蛋饼三明治。其实，稍微下功夫做一些准备，我们就能在旅途中享受自制的美味三明治。你可以选用优质全麦面包片，在其中放入日晒番茄干、面筋、烤茄子片或烤苹果片、芝麻菜、芥末酱和熏豆干，甚至放入芝麻酱、香蕉片和黑巧克力。有了这些美味，你还想在机场买那些简单无味的三明治吗？

准备鹰嘴豆泥搭配蔬菜：小罐鹰嘴豆泥也方便携带（你可以直接买现成的），它可以与洗净切段装在袋中的胡萝卜和芹菜同食。如果你还准备了樱桃番茄，那么在任何地方你都可以美美地饱餐一顿，连餐具都不需要。

如果你去餐厅就餐，在有些餐厅，适合素食者的只有沙拉和土豆泥。但若能好好挑选就餐地点，我们的饮食就能得到极大改善。对纯素食者来说，意大利餐厅往往很友好，你可以点不含奶酪的比萨、蔬菜意面或番茄酱意面，而蛋奶素食者的选择余地就更大了。

在中餐厅或其他亚洲风味餐厅里，也有很多适合素食者的美味。很多餐厅都提供豆腐类菜肴，这类菜品简直是素食者的救星。

在西餐厅里，我们可以点两道头盘，比如沙拉和小扁豆炖菜。如果你运气好的话，还可以在菜单中看到不含辣香肠的炖小扁豆。你也可以试试让厨房将部分菜品中的食材替换成素食食材，尽管不太容易实现。

我们在外出就餐时，最可能出现的问题就是蛋白质摄入不足。因为豆类菜肴不常出现在菜单上，含豆腐的菜肴又只有亚洲餐厅才会提供，而这两类菜肴是纯素食者的蛋白质来源。蛋奶素食者则要安心许多，煮鸡蛋或鸡蛋饼还是很常见的。

如果需要不时在外就餐，你应该对每一餐的蛋白质摄入量多加留心；

如果只是偶尔为之，倒不用过于担心。如果知道午餐的蛋白质摄入量可能会不够，你可以在早餐时或午饭前多吃一些富含蛋白质的食物。

如果你要出门旅行几天，每天的午餐和晚餐都不得不在外解决，而且住处也没有厨房，无法提前准备餐食，那么我建议你带一小袋蛋白粉，可以将其溶入清水或素食饮品中饮用。针对纯素食者的蛋白粉产品有很多，而且其容易准备，方便携带，完全不占空间。每天喝两杯蛋白粉饮品，在午餐时摄入足量蔬菜和适量米饭、面包或意面，蛋白质摄入量就轻松达标了。注意，这仅为应急方案，只有当你因为前往餐饮条件有限的地方旅行而无法随身携带一堆素食，但旅途又要持续数天抑或数周时才需要采用。通常情况下，在旅途中你可以随时去超市或便利店补齐水果和坚果的储备，甚至还能买到豆类罐头、现成的鹰嘴豆泥或豆腐，来自己制作三明治。

我已经将素食者可能遇到的最糟糕的情形都预想到了，并给出了相应的建议。事实上，在世界上的许多国家，提供素食的餐厅都比西班牙要多得多。而在大多数亚洲国家，天天吃素食也毫无问题。因此，外出就餐这件事，并不像你想象的那么难。

第 **7** 章

关于素食法的常见问题

我们已经谈过，素食法没有标准的饮食模版。素食者分为好几类，每一类的饮食模式都不完全一样。和其他任何一种饮食方式一样，素食法既可以是好的，也可能是坏的。

近年来，几种新兴的素食法颇为流行，但它们看起来有些（或非常）极端。极端并不意味着更好，没有哪一种沿袭自纯素食法的新兴方法会比规划完善的纯素饮食法更健康。

即使从道德、环境、社会或政治因素来考量，这些新兴的素食法也没有显现出高人一等的地方。恰恰相反，如果我们将目前风靡全球的椰子或其他来自异国他乡的神秘水果（猴面包果或其他热带水果）当作主要食材，那么与主要摄取当地时令食物的典型纯素饮食法相比，我们对环境的影响要更大。

下面，关于素食法的几个常见问题，我们从生素食法开始讲。

生素食法

生素食法的饮食原则与纯素食法相同：不食用任何动物性食品。此外，还有一项独特的要求——摄入的食物必须是生的，最多经过脱水处理或不超过 42℃ 的低温处理。根据生素食者们的理念，这个温度是食物自然暴晒在阳光下所能达到的最高温度。我没有找到能够驳斥这种理论的数据，听起来也不像是胡话。

生素食法能满足素食者的营养需求吗？

认为生素食者只吃水果和沙拉的想法是错误的。除了这些食物，生素食者的食物还包括豆芽、发芽谷物、生坚果或泡过的坚果以及种子。

生素食法涉及多种有趣的烹饪手段，能够做出很多奇妙又美味的食物。如果之前你们对此种素食法一无所知，那么现在一定会大吃一惊。你们可以浏览一下一些生素食者的博客，你绝对猜不到会在那里发现什么。

总有人问，执行生素食法能否满足一名健康成年人的营养需求？答案是肯定的。不过，和纯素食者一样，生素食者也必须额外服用维生素 B_{12} 补剂。

如果还有人问，生素食法能否很容易地满足健康成年人的营养需求？这次答案是否定的。让我来告诉你生素食者面临的问题主要有哪些。

第一，要满足生素食者的基本能量需求不太容易，因为他们的食物分量较大，富含膳食纤维和水分，会使人很快产生饱腹感。像能量需求较高的人群如运动员就不适合生素食法。普通人若想坚持生素食法，必须每天吃一大份坚果，此外还需要在主餐中加入富含能量的食物，如牛油果、椰子肉、种子、橄榄、果干、海枣等。市面上适用于生素食者的用果干、椰子肉、生可可豆和坚果制成的能量棒是极佳的能量来源。

第二，要满足生素食者的蛋白质需求也颇不容易。在生素食法中，豆芽代替了豆类，成了不可或缺的食物。但对所有素食者而言，长期摄入极少豆类可能会导致赖氨酸缺乏。

生素食者最好多吃豆芽，并且每一餐都能吃一些种子，尤其是富含赖氨酸的南瓜子。此外，坚果也能补充人体所需的蛋白质。如果你愿意吃发芽谷物，它们也是很好的营养来源。记住，浸泡和催芽能够提高营养素的生物利用度。

执行生素食法时摄入极少量的脂肪，可能会导致脂溶性维生素的缺乏和激素水平的变化。女性在长期执行此种饮食法后，很容易因内分泌失调和（或）能量摄入不足而罹患闭经。不过，只要每天固定摄入坚果、牛油果、种子、橄榄油和椰子肉，就能轻松预防该病症。

年龄较小的儿童可能不太适合执行生素食法。美国营养与饮食学会就明确提出儿童不能执行生素食法，因为想要完全满足儿童的能量需求，食物的分量就要很大，但这样就会导致儿童过饱，而且食物中的膳食纤维总量对儿童而言也难以消化。儿童可以适应普通的纯素食法，但连大人都难以适应的生素食法就不要随便让孩子尝试了。

生素食法经常标榜的减重和排毒的作用，成效也不一定显著。而且，如果突然转向严格的生素食法，就会有多种食物的摄入受到限制，这可能会诱发某种饮食失调症。尤其需要关注执行生素食法可能存在风险的群体如青少年，若发现任何问题，请第一时间寻求专业人士的帮助。

其实，不是所有生素食者都百分之百遵循生素食法，许多生素食者只摄入 70%~80% 的生素食，在外出就餐的时候也会吃煮熟的食物。

生素食法更健康吗？

这个问题取决于与什么比较。鉴于西方传统饮食的糟糕情况——充斥着添加糖、精制谷物和过度加工食品，若是与其相比，任何饮食法看起来都更健康。

若与精心规划的纯素食法相比，我不认为生素食法有更多健康方面的优势。恰恰相反，由于生素食法会把很多食物挡在门外，所以如果不精心规划，长期执行生素食法反而很容易患营养缺乏症。

很多人捍卫生素食法，声称煮熟的食物失去了活性，也就丢失了全部营养。但是，这种言论是错误的。煮熟的食物中依然可以保留大部分营养，甚至食物在煮熟后，其部分营养素的生物利用度还得到了提升。尽管食物煮熟后，其中的部分营养素确实遭到了破坏，或营养素浓度有所降低，但并不像生素食法捍卫者们的所说的那样——煮熟的食物中的营养素都变成了木屑般毫无价值的残渣。如果这种说法是对的，那医院里应该住满了营养不良的患者才对。所以，无论是生食还是熟食，只要是健康的食物都能给人带来相应的益处。

不过，我也支持在日常饮食中加入更多生素食食物，因为摄入水果、蔬菜、坚果和种子总是好的。而且，一些生素食食物看起来真的很美味，且极富创意，例如用胡萝卜或西葫芦刨成丝状的伪意面。

如果你们想看更严谨的科学证据，很遗憾，这方面的研究少之又少，而仅有的那些也将生素食法置于了非常不利的位置。一项1999年开展的研究指出，生素食法会导致女性闭经，并不推荐长期执行；一项发布于2005年的研究表示，执行生素食法会导致骨量减少，会使体内维生素D水平降低；还有一项先导性研究，是让受试者参加为期3周的寄宿制生素食体验，但试验结果并没有得出有价值的结论。因此，由于现有的研究不足，我们除了借助科学文献以外，还需要调动个人常识。

生素食法还衍生出一个更为极端的分支——只进食水果的饮食法（果食法）。长期来看，执行果食法特别容易导致营养素的缺乏。虽然有的果食者会额外补充坚果，但无论怎样，这种饮食法既不现实，也不推荐，长期执行容易导致蛋白质或其他营养素的缺乏。

长寿饮食法

这个方法我不会深入讨论，但我想在这里澄清一下，长寿饮食法并不一定是素食法，因为典型的长寿饮食中往往包括鱼类，甚至是少量肉类。

我也不想讨论长寿饮食法的理论基础——阴阳平衡。因为我并不是这方面的专家，而且这与本书的主题也不相关。不过，我认为中医的很多健康理论都有其道理，不应总是遭受来自部分学者的批判，甚至被贴上"没有科学依据"的标签，它只是通过另外一种方法来阐释世界罢了。

规划得当的长寿饮食法是百分之百健康的，但若执行得过于极端，比如只吃糙米，就会导致营养不良。这和其他饮食法一样，问题的核心在于如何规划。我只是想说明，长寿饮食法并不是素食法，如果仅从食用少量肉类的角度来看，我们或许可以将其视为一种植物性饮食法。

另外，还有一个很重要的问题，许多执行长寿饮食法的人经常摄入大量藻类，记得我们在本书中聊过这方面的问题吧？这样容易导致碘摄入过量。

超级食物真的那么神奇吗？建议摄入吗？

食用超级食物是一股新风潮，超级食物常以粉末形态出售，可以被轻松加入果昔或其他食品中同食。有人声称它们能够为人体带来数不清的益处，营养也极为全面（含蛋白质、维生素、矿物质、抗氧化剂等）。

但是，这些超级食物让我的心情糟透了。下面，我来解释原因。

1. 这些超级食物对大多数地区的人来说都不是当地的产品（如猴面包果、印加萝卜、巴西莓果、枸杞、牧豆等），因此很多都并不容易购得。

2. 这些超级食物售价昂贵，很多经销商依靠夸大乃至编造它们的功效而赚得盆满钵满。

3. 超级食物并非人体必需的食物。它们提供的营养素对食物充足的人来说无须特别补充。如果身体有特殊情况，可以服用营养补剂（如铁补剂），并没有任何一种超级食物能够代替补剂。

4. 超级食物的功效被夸大了。尽管100克这类食物可能确实含有丰富的蛋白质或钙，但仅1小勺（5克）可提供的营养可以忽略不计。

那么，有没有哪种超级食物是值得推荐的？有，那就是啤酒酵母。生产啤酒酵母的工厂遍布全世界，而且啤酒酵母的价格相对低廉，营养也非常丰富，是个不错的补品。不过，千万不要认为食用啤酒酵母就能完全弥补糟糕的饮食方式。

我常备的营养品是一小罐啤酒酵母、一份磨碎的芝麻和亚麻籽的混合物，将其撒在烤面包片、沙拉、酱汁、牛油果等食物上同食，能快速补充所需营养。你也可以试试这一招，这样就不用花高价去购买那些所谓的超级食品了。

我不认为素食者需要这些昂贵的进口产品，因为这会阻碍素食法的推广，给人造成荒唐的印象——成为素食者要花很多钱。其实，执行素食法和执行杂食法一样，花费多少，完全取决于个人的购物偏好。如果你经常购买延绳钓①鳕鱼、韦尔瓦②白虾、鹅肝酱、伊比利亚火腿和神户

---

①延绳钓，一种捕鱼方法，在又粗又长的干线上等距离地系上一些细支线，在支线末端挂上钓钩和饵料，这样就能够捕捞到渔网到达不了的海域深处的鱼。西班牙人认为，用这种方法捕捞的鳕鱼往往更新鲜，售价也更高。——译者注

②韦尔瓦是西班牙南部安达卢西亚自治区韦尔瓦省的首府，这里的海鲜格外出名。——译者注

牛肉，那即使你不是素食者，也会在饮食上花费大笔金钱。

事实上，执行素食法需要的食物通常价格低廉，如当季的水果、蔬菜和豆类。品质最糟的火腿片和价格最低的整鸡，都比一盒豆腐或素肉贵。因此，执行以当地食物为主要食材的素食法可能比执行杂食法所需的钱更少，至少也不会更多。不管怎样，消费水平不能成为反对素食法的借口。

常见问题

我每天都会在博客或邮件中收到许多读者提出的重复的问题，相信通过上文的翔实叙述，很多问题已经得到了解答。例如，与维生素 B_{12}、蛋白质、铁以及制订健康菜单有关的问题。但还有部分问题没有在本书中的任何一章出现，我想放在这里进行统一解答。

婴幼儿及儿童可以成为素食者吗？

答案是可以。关于婴幼儿及儿童素食法我可以再写一本书，这里我只想强调最重要的一点：婴儿在进入食用辅食的阶段后，就必须开始补充维生素 B_{12} 了。在此之前，他们可以从母乳（如果母亲是素食者，也必须合理摄入维生素 B_{12} 补剂）或配方奶粉中获取维生素 B_{12}。

西班牙儿科学会发布的《儿科营养手册》的第十四章中有下面一

段话。

　　大量科学研究已经证明，综合来看，西方儿童素食者只要注意个人饮食，其健康状况和杂食性儿童不相上下。尽管有些营养师们正试图证明，执行全部或部分素食法可能会给婴幼儿及儿童带来各种危害，可能会对其身体发育造成各种影响，但他们的观点也遭到了来自素食群体的强烈反对。素食者们表示，自己的饮食法比涉及肉类鱼类的饮食法健康得多。或许，最恰当的饮食方式是将一部分素食饮食与杂食性饮食相融合，以便增进营养。

如果我是一名处在孕期的素食者，只吃围产期保健品（其中大部分都含有维生素 B_{12} ） 能满足维生素 B_{12} 的需求吗？

　　一般来说，不能。因为围产期保健品主要针对的是普通孕期女性，它们提供的维生素 B_{12} 并不能满足身为素食者的孕期女性的每日需求。尽管医生给你开具的营养补剂中肯定含有小部分维生素 B_{12} ，但还是建议你同时服用孕前常用的维生素 B_{12} 补剂。

尽管我知道即使是自制甜点也不太健康，但还是想吃甜点。那么对人体危害最小的甜味剂是什么？

　　如果你只是偶尔为之（两三个月吃一次甜点），用普通的白砂糖就可以，它不会对你的健康造成显著影响。如果你经常烘焙甜点，那我也还是建议你用白砂糖，因为人造甜味剂价格更加昂贵，还往往给人造成一种比白砂糖更为健康的错觉。但其实，任何甜味剂（蜂蜜、糖浆、椰糖、黑糖）都属于添加糖，其摄入总量必须严格限制。你要明白的是，无论你用不用甜味剂，我都不建议多吃甜点，因为它们会占据那些健康食物（如水果、坚果、全麦三明治、纯天然无糖酸奶或素食酸奶等）的位置。如果你实在想用甜味剂，就用白砂糖，不要妄想通过使用"更健康的糖"来求得心理安慰。世界上不存在健康的添加糖，接受现实吧。

如果我不想购买转基因食品，那我还能吃大豆或其加工品吗？

欧盟法律严格规定，如果一款食品中的转基因成分超过了 0.9%，生产商就有义务在包装上进行标识，因为"0.9%"是实验室的检测阈值。所以，在欧洲，如果一件食品的包装上没有转基因标识，那它就基本没有转基因成分。

我并不认为转基因食品一定不健康，但我理解你们不想食用的心情。

从营养的角度来看，有机食品更健康吗？

并不是，有机食品照样可能含有糖、精制面粉和低品质油脂。例如，有机饼干依然是不健康食品。"有机"这个标签并不提供营养层面的保障，它仅仅意味着产品的配料来自符合有机农业相关标准的农作物。我们唯一可以确定的是，有机食品中的化学合成农药较少，仅此而已。与购买其他产品一样，在购买有机食品时，我们也要仔细查看其配料表。

作为素食者，我可以只靠购买附近超市里的产品来满足日常饮食的需求吗？

当然可以。认为"素食者只吃难以购得的罕见食物"的想法是大众的误解。靠吃水果、蔬菜、豆类、坚果、全谷物和橄榄油，你就能安心地成为一名健康的素食者。如果是蛋奶素食者，还可以吃乳制品和蛋类。所有这些食物，在任何一家超市都能买到，而且价格低廉。

此外，如果你想喝素食饮品、大豆酸奶或想吃豆腐，现在，这些食品在西班牙大部分百货店也能买到。千万不要认为它们是难以获取的。

如果你喜欢吃素肉或面筋，它们同样可以在大型超市买到。由此，"我无法成为素食者，因为我家附近的超市不卖素食食材"这样的借口也不成立了。

有"可能含有牛奶或鸡蛋"标识的素食食品适合纯素食者吗？

对这句标识的理解可以有很多种，但基本上这样的食品是适合纯素食者的。因为这种标识主要针对的是对牛奶或鸡蛋过敏的人群，其意思是生产该种食品的设备还生产过其他含有这些食材的产品。

也就是说，出现这种标识并不意味着食品本身含有这些食材，否则这些食材就会出现在配料表中。这个标识的意思是产品存在被"污染"的可能，仅起到警示作用。

如果生产商现有的设备已经够用，让他们单纯为了制造纯素食产品而购买一批新机器，打造一个与非素食食材完全隔离的生产环境，是完全没有必要的。

对于婴儿来说，非素食妈妈的母乳比素食妈妈的母乳更有营养吗？

完全不是。除了遵循健康饮食指导和采取基本的营养补充措施，素食母亲需要采取的唯一措施是适量补充维生素 B_{12}，这点对其他哺乳期妈妈也适用。

相关研究已经证明，在西方，由素食妈妈孕育和喂养的儿童的神经发育完全正常。

作为素食者，罹患饮食失调症的风险会增加吗？

不会。但可以确定的是，有些罹患饮食失调症的人会将素食法当作借口，为自己不负责任地限制某些食物的行为找一块"浮木"，并紧抓不放。

成为素食者并不意味着吃得少、吃得清淡或只吃低卡食物，你看，炸土豆条也是纯素食产品。成为素食者和吃不加调料的清淡食物，两者的区别很大。如果你怀疑有家人拿素食主义当挡箭牌来掩饰自己饮食失调的问题，应该让其立刻咨询专业的医生团队。

如果不吃鸡蛋，我还能吃蛋白脆饼①吗？那鸡蛋饼呢？

你可以制作纯素蛋白脆饼，成品与用蛋白制成的甜点不相上下。具体方法是，用打发蛋白的方法打发煮过豆子的水（水中不要放盐）。另外，鹰嘴豆罐头里浸泡豆子的汁液也适用。用打蛋器将煮过豆子的水或罐头中的豆子浸泡液打发至蛋白霜那样的干性发泡状态，边打发边加入白砂糖，其制作方法和传统蛋白脆饼非常相似。另外，煮过亚麻籽后变得黏稠的液体也可以用来制作这款蛋白脆饼。

至于鸡蛋饼，最难模仿的是法式蛋饼②。而制作纯素西班牙土豆饼③则相对容易，无蛋素食版可以做到以假乱真。你可以自己上网搜索相关菜谱。

如果我不再喝牛奶，会乳糖不耐受吗？

是的，有可能发生。乳糖不耐受的人体内主要缺乏一种酶——乳糖酶。有了它，人体才能顺利消化和吸收乳制品。而停止喝奶后，大部分人的身体都逐渐丧失了生产这种酶的能力。欧洲人中有乳糖不耐受情况的人的比例较低，这是因为在进化过程中，欧洲人发生了某种基因突

---

①蛋白脆饼（Meringue）是一种泡沫蛋糕甜点，主要通过搅拌蛋白和白砂糖制成。——译者注

②法式蛋饼（Omelette）指煎熟的纯蛋黄饼，发源地为法国。——译者注

③西班牙土豆饼（Tortilla）是用鸡蛋、土豆、洋葱等制成的土豆煎鸡蛋饼，是西班牙的传统食物。——译者注

变，产生了乳糖耐受基因，具备了源源不断地生产乳糖酶的能力，可以持续享用富含乳糖的各色乳制品。但是，一旦长期不吃乳制品，可能嗜奶如命的欧洲人也会失去生产制造乳糖酶的能力，变得乳糖不耐受。

豆腐需要长时间烹煮再食用吗？

一般来说，我们从杂货店和超市买到的豆腐是可以直接食用的，如果需要烹煮，生产商会在包装袋上注明。

如果我正在服用治疗甲状腺功能减退症的药物，应该避免食用大豆吗？

不用避免。尽管大豆确实含有阻碍药物吸收的成分，但除非有特别的医嘱，一般来说，只要将服药的时间和食用大豆的时间隔开，间隔 3 小时左右，就没有关系。

如果你经常食用大豆，请告知你的主治医生，让对方在决定药物的剂量时心中有数。

牛油果、坚果和豆类会使人发胖吗？

单一的某种食物既不会使人变胖，也不会使人变瘦。饮食情况、健身情况和个人身体条件这三者共同起作用，决定了我们的体重是增加、减少，还是维持原样。

由此，将食物分成"使人发胖的"和"不使人发胖的"两大类是不妥的。高能量但非常有营养的食物也是非常优质的，不能仅仅因其是高能量食物就将它们从日常饮食中剔除。

有一个概念比能量值更重要，但鲜少引起人们的关注，那就是营养密度。营养密度高的食物与只能给人体提供能量却毫无营养的食物之间没有可比性。

饭后吃水果是不是不健康？

不是。只要是吃水果，无论什么时间都是健康的。关于水果的流言没有一条是真的。任何时候，任何种类的水果（如果是当地的应季水果更好），请想吃就吃。

后　记

在全书的最后，我还想再次强调我在第一章中提出的论点。事实上，这才是我最想通过本书传达的核心理念。

在本书的第一章我们已经谈到，选择素食饮食法不只是出于关心个体健康的考虑，至少知识储备丰富的素食者是这样的。从这一点来看，素食法就从根本上与那些看似很科学、但或多或少都存在个人倾向的饮食法（如原始饮食法①、低碳水饮食法等）区别开来，同时，也与传统宗教规定的饮食方式有所区别。

总的说来，选择成为素食者，属于个人经过充分思考后做出的决定。这项决定，与宗教无关，也与夹带私心的科学假说无关。我用了"夹带私心"这个词，是因为最近提出的诸多有科学依据的饮食主张，无论其可信度如何，关注点只局限于个体的健康。如果主张者认为某样食物对健康有益，他们根本不管生产该食物是否要付出巨大的环境代价，也不管该食物是否要从地球另一端千里迢迢地运来。

作为有自主选择权的人，我们有道德方面的义务，在力所能及的范围内去做一个正确的决定，做一个有利于地球上所有人的决定。仅从营

---

①原始饮食法（Paleo Diet）提倡像旧石器时代以狩猎为生的祖先那样去吃，主要摄取天然食物和完整的蔬果，排除一切农业和工业制品。——译者注

养学层面来谈论饮食是非常狭隘的。我们在饮食上做出的决定会影响个人健康，这毋庸置疑，但这一决定还会在政治、经济、社会、自然环境和伦理道德层面造成一系列后果。因此，在选择食物时，完全不顾这些外在因素显然是不负责、自私和不明智的。

因此，仅仅基于健康指标和流行病学数据来讨论"是否选择素食饮食法"，显然没有意义。对这类讨论我们已倍感疲劳和乏味，遇到有人跟我讨论这一问题，看着眼前的人我会禁不住地想："又来了一个什么都不懂的人。"其实，自很久以前起，这类讨论就已经有了定论。没有人再问成为一名发达国家的素食者是否正确且可行了，因为答案显而易见。如果现在还有人想在这一点上与我一争高低，那么他不是信息获取不足，就是只是需要再次确认自己在做正确的事。

这场讨论会被降低到健康的层面来进行角力，实属寻常。因为只有降到这个层面，对方才有胜算。大家应该想一想，如果从政治、经济、社会、自然环境或伦理道德方面考虑，此刻，发达国家究竟需要怎样的饮食方式。在这里，我也不想实施道德绑架，你们可以自行思考。

这就是素食倡导者的独特之处。尽管我们也可以用确凿的科学研究来有力地捍卫自己的选择，正如我在本书第三章和第四章中所讲的那样，但我们没必要这么做。当然，若对方太过分，在某些不可理喻的态度面前，我们有必要立即搬出数篇综述性论文来自证。

但一般情况下我们没必要这么做，因为素食饮食法的生命力早已不证自明。在庞大的素食群体中，各个年龄段的人都有，素食者的死亡率和疾病发病率与相同社会环境下的其他个体相比，并无显著差异。如果非要说有所不同，展现优势的反而是素食者。如果我们能让所有的素食者都定期服用维生素 B_{12} 补剂，尤其是在卫生条件较好的经济发达国家或地区，那么流行病学研究结果一定会更偏向素食者。

今时今日，经济发达国家或地区居民的主要任务并非对健康的素食饮食法进行生搬硬套，而是要努力避开那些典型的西方饮食和生活方式（如摄入大量高糖食品和精制食品、久坐不动等）。不过，只要做好基本的预防工作，这些问题都可以避免。可能有读者读到这里，依然觉得吃肉和吃鱼是健康的饮食方式，那么我要说的是，传统的杂食者也一样，平时务必要采取基本的预防措施。

从统计学角度来看，绝大多数阅读本书并坚持读到这里的人都不是素食者，或许也并不打算成为素食者。我能认清现实，也能明白自己的说服力有限，但我依然坚信会发生这样两件事——

第一件事，无论你们原本是支持素食主义但脑海中依然充满不切实际的错误观念，还是反对素食主义且眼中只看得到那些支持自己看法的科学文献，抑或是保持中立，认为素食主义不过是转瞬即逝的潮流，相信现在你们的看法肯定已经发生了改变。

第二件事，当你们在超市货架上拿起一包熟肉或准备在水果店买500 克新西兰猕猴桃的时候，脑海中可能会浮现出本书中的部分内容，随后，做出更好的选择。

若真当如此，那我的任务也算圆满完成了。